U0276544

医药领域
廉洁教育案例读本

本书编写组　编写

中国方正出版社

前　言

　　身体健康是每个人实现全面发展的基础，健康长寿是所有人的共同愿望。党的二十大报告指出："人民健康是民族昌盛和国家强盛的重要标志。把保障人民健康放在优先发展的战略位置，完善人民健康促进政策。"实现人人享有健康的美好愿景，必须全面推进健康中国建设，深化医药卫生体制改革，促进医保、医疗、医药协同发展和治理，把保障人民健康放在优先发展的战略位置，完善人民健康促进政策。

　　医疗卫生事关每个人的生命安全和千家万户的幸福安康，是一项极其崇高又非常特殊的事业。党的十八大以来，以习近平同志为核心的党中央从我们党的性质宗旨出发，坚持人民至上、生命至上，始终把人民生命安全和身体健康放在第一位，强调要把人民健康放在优先发展战略地位，努力全方位全周期保障人民健康。在党的坚强领导下，我

1

国深化医疗体制改革，优化医疗资源配置，启动国家医学中心和区域医疗中心建设，推进医联体建设和县域综合医改，推进现代医院管理制度建设，公立医院全面取消药品和耗材加成，以质量为核心、以公益性为导向开展绩效考核。深化医教协同，建立临床医师规范化培训制度和医师区域注册制度。建立综合督查制度，实现全国督查全覆盖。强化医疗、医保、医药联动改革，协同推进药品集中采购和使用，打通降价药进医院"最后一公里"，将政策红利引导到临床端。

但必须清醒地看到，随着医疗卫生事业的快速发展，一些医疗卫生系统的工作人员由于自律意识不强、廉洁底线失守，违法乱纪、损公肥私，从守护人民健康的"白衣天使"堕落成为侵害群众利益的"蛀虫"，最终落得个身败名裂的下场，教训极其惨痛。2023年7月，纪检监察机关配合开展全国医药领域腐败问题集中整治工作动员部署视频会议在北京召开。会议指出，集中整治医药领域腐败问题是推动健康中国战略实施、净化医药行业生态、维护群众切身利益的必然要求。各级纪检监察机关要深学细悟习近平总书记重要指示批示精神，深刻认识开展集中整治工作的重要性和紧迫性，立足职责定位，尽职尽责、全力配合。要以监督的外部推力激发履行主体责任的内生动力，深入开展医药行业全领域、全链条、全覆盖的系统治理。加大执纪执法力度，紧盯领导干部和关键岗位人员，坚持受贿行贿一起查，集中力量查处一批医药领域腐败案件，形成声势震慑。把握政策策略，坚持实事求是、依规依纪依法，坚持惩前毖后、治病救人，最大限度地教育人、挽救人、感化人。强化以案促改，推动深化改革、完善制度。强化工作落实，精心组织实施，交出一份让党中央放心、让人民群众满意的答卷。

本书着眼于医疗卫生系统特点，通过收集近年来医药领域查处的典型案例和以案促改、以案促治的生动实践，收集医疗卫生行业的清廉典范，整理廉洁自律有关的制度性文件，把医疗卫生行业如何提高思想觉悟、筑牢廉洁防线的道理讲清楚，既有正面引导，又有反面警示，为医疗卫生系统党员干部和公职人员加强廉洁教育提供针对性、系统性的指引参考。

由于水平有限，本书可能存在不足之处，敬请谅解。

编　者

2023 年 8 月

目　录

一、文件通报

医药领域是维护人民群众健康的主阵地，关系到广大人民群众最关心、最直接、最现实的健康权益。党的十八大以来，党中央高度重视医药事业的高质量发展，将保障人民健康放在优先发展的战略位置。集中整治医药领域腐败问题是推动健康中国战略实施、净化医药行业生态、维护群众切身利益的必然要求。为进一步促进医药事业发展进步，保障人民群众健康权益，国家卫生健康委会同教育部、公安部、审计署、国务院国资委、市场监管总局、国家医保局、国家中医药局、国家疾控局、国家药监局等9部门共同启动了为期1年的全国医药领域腐败问题集中整治工作，以问题为导向，聚焦医药行业"关键少数"和关键岗位，坚决整治违规违纪违法行为，构建风清气正的行业氛围，为医药卫生事业高质量发展提供保障。

二、警示案例

二十届中央纪委二次全会要求："要聚焦就业创业、教育医疗、养老社保、生态环保、安全生产、食品药品安全、执法司法等领域，严肃查处贪污侵占、截留挪用、虚报冒领、吃拿卡要等行为，坚决惩治群众身边的'蝇贪'，着力消除基层消极腐败现象。"近年来，各地查处了一批医药领域的腐败窝案、串案，涉案金额巨大、涉案人数众多，而案件背后暴露出的问题更是深层次的。本篇通过对近年来查处的医药领域典型案例进行剖析，深挖部分医务工作者廉洁防线失守的主客观原因，引导医疗卫生系统的党员干部和公职人员以案为鉴、清廉自守，避免出现"医者难自医"的悲剧。

三、实践探索

　　近年来，纪检监察机关扎实推动一体推进不敢腐、不能腐、不想腐方针方略在医疗卫生系统的落实落地，加强以案促改、以案促治实践探索，持续净化医药领域政治生态和工作环境。加强廉洁教育，做好查办案件的"后半篇文章"，最关键的是结合自身实际，有针对性地查摆整改。本篇通过收集各地区各部门以案促改实践，引导和启示医疗卫生系统党员干部和公职人员从中汲取警示教训，借鉴整改经验，将其转化为自身加强廉洁自律、筑牢拒腐防线的力量源泉。

四、清廉镜鉴

从社会主义革命和建设时期的新中国第一代西医金学曙，到改革开放和社会主义建设新时期形成的抗击"非典"精神，再到新时代孕育的伟大抗疫精神，彰显了无数医疗工作者舍生忘死、先人后己的高贵品质，共同构筑起医疗卫生系统强大的廉洁精神宝库，取之不尽、用之不竭。新时代医疗卫生系统的党员干部和公职人员要从中汲取精神营养，不断夯实拒腐防变的心理防线。

五、法规制度

党的十八大以来，各地区各部门以改革创新为动力，推动建立健全医疗卫生系统各项制度。本篇收集了近年来医疗卫生系统的部分规章制度，并有针对性地进行了摘录，督促医疗卫生系统党员干部和公职人员增强纪法意识，严格遵规守纪，始终做到不放纵、不越轨、不逾矩。

一、文件通报

医药领域是维护人民群众健康的主阵地，关系到广大人民群众最关心、最直接、最现实的健康权益。党的十八大以来，党中央高度重视医药事业的高质量发展，将保障人民健康放在优先发展的战略位置。集中整治医药领域腐败问题是推动健康中国战略实施、净化医药行业生态、维护群众切身利益的必然要求。为进一步促进医药事业发展进步，保障人民群众健康权益，国家卫生健康委会同教育部、公安部、审计署、国务院国资委、市场监管总局、国家医保局、国家中医药局、国家疾控局、国家药监局等9部门共同启动了为期1年的全国医药领域腐败问题集中整治工作，以问题为导向，聚焦医药行业"关键少数"和关键岗位，坚决整治违规违纪违法行为，构建风清气正的行业氛围，为医药卫生事业高质量发展提供保障。

中央纪委国家监委召开动员会
部署纪检监察机关配合开展
全国医药领域腐败问题集中整治

（新闻稿）

2023 年 7 月 28 日，纪检监察机关配合开展全国医药领域腐败问题集中整治工作动员部署视频会议在北京召开，中央纪委副书记、国家监委副主任喻红秋出席会议并讲话。

会议指出，集中整治医药领域腐败问题是推动健康中国战略实施、净化医药行业生态、维护群众切身利益的必然要求。各级纪检监察机关要深学细悟习近平总书记重要指示批示精神，深刻认识开展集中整治工作的重要性和紧迫性，立足职责定位，尽职尽责、全力配合。要以监督的外部推力激发履行主体责任的内生动力，深入开展医药行业全领域、全链条、全覆盖的系统治理。加大执纪执法力度，紧盯领导干部和关键岗位人员，坚持受贿行贿一起查，集中力量查处一批医药领域腐败案件，形成声势震慑。把握政策策略，坚持实事求是、依规依纪依法，坚持惩前毖后、治病救人，最大限度地教育人、挽救人、感化人。强化以案促改，推动深化改革、完善制度。强化工作落实，精心组织实施，交出一份让党中央放心、让人民群众满意的答卷。

中央纪委常委、国家监委委员许罗德主持会议，国家卫生健康委负责同志，中央纪委国家监委机关有关部门和派驻机构、各省级纪委监委、有附属医院的中管高校纪检监察机构负责同志出席会议或以视频方式参会。

（原载于《中国纪检监察报》2023 年 7 月 29 日第 3 版）

全国医药领域腐败问题
集中整治工作有关问答（节录）

（2023 年 8 月 15 日）

一、开展集中整治的工作背景以及目的是什么？

答：医药领域是维护人民群众健康的主阵地，关系到广大人民群众最关心、最直接、最现实的健康权益。党中央高度重视医药事业的高质量发展，将保障人民健康放在优先发展的战略位置。党的十八大以来，医药卫生行业聚焦影响人民健康的重大疾病和主要问题，加快实施健康中国战略，推动医药、医疗、医保持续高水平发展，促进优质医疗资源扩容和区域均衡布局。医务工作者肩负救死扶伤，维护人民群众健康的神圣职责。长期以来，广大医务人员响应党的号召，践行"敬佑生命、救死扶伤、甘于奉献、大爱无疆"的新时期职业精神，在疾病预防诊疗康复护理、医学技术创新发展等方面发挥了不可替代的重要作用并取得丰硕成果，得到全社会埋解、支持和尊重。对广大医务工作者的辛勤劳动和奉献应予充分肯定。

加强医药领域反腐工作是促进医药行业高质量发展的重要内容，是完善医药治理体系建设的重要组成部分。多年来，国家卫生健康委作为纠正医药购销领域和医疗服务中不正之风部际联席机制牵头单位，会同相关部门不断加强行业作风建设，将体系构建、制度建设与落实廉洁从业九项准则等相结合，坚决纠治行业不正之风，取得了显著改善。伴随全面从严治党、党风廉政建设和反腐败斗争取得历史性成就，医药领域行业风气持续向好。但同时，医药领域腐败问题依然存在，特别是近年来查处的一些"关键少数"、关键岗位人员，利用权力寻租、大肆收受回扣、行贿受贿等案件，严重稀释了医药事业改革发展红利，蚕食了人民群众权益，既掣肘医疗、医保、医药事业改革发展，又影响了行业形象，也危害了医药卫生领域绝大多数人的利益。

为进一步促进医药事业发展进步，保障人民群众健康权益，国家卫生健康委会同教育部、公安部、审计署、国务院国资委、市场监管总局、国家医保局、国家中医药局、国家疾控局、国家药监局等9部门共同启动了为期1年的全国医药领域腐败问题集中整治工作，以问题为导向，聚焦医药行业"关键少数"和关键岗位，坚决整治违规违纪违法行为，构建风清气正的行业氛围，为医药卫生事业高质量发展提供保障。

二、此次开展集中整治工作的主要原则有哪些考虑?

答：当前，医药领域腐败问题纠治难度不断加大，需要医药购销全链条上涉及的各部门增强工作合力、开展联合治理，需要将系统治理观念贯彻工作始终。因此，本次集中整治工作明确了三项工作原则：

一是全面覆盖、聚焦重点。此次整治涵盖了医药行业生产、流通、销售、使用、报销的全链条，以及医药领域行政管理部门、行业学（协）会、医疗卫生机构、医药生产经营企业、医保基金等全领域，实现医药领域全覆盖。在整治的重点上，聚焦"关键少数"、关键岗位，尤其是利用医药领域权力寻租、"带金销售"、利益输送等不法行为。

二是集中突破、纠建并举。针对"关键少数"、关键岗位的腐败问题进行重点突破，对重点问题、典型案件进行调查核实、处置处理、通报剖析，形成全国性集中整治医药领域腐败问题的高压态势。坚持线索处置、问题整改、行业治理相结合，健全规章制度、完善治理机制、规范行业监管，注重加强长效机制建设，实现医药领域腐败问题治理系统化、规范化、常态化。

三是统一实施、分级负责。严格落实工作责任，确保集中整治工作的各项要求任务落地见效。在全国医药领域腐败问题集中整治工作协作机制的统一领导下，相关职能部门和地方切实承担集中整治的主体责任，分级负责、抓好落实。纳入整治范围的机构、单位承担直接责任，负责落实上级主管部门对集中整治工作的各项具体要求，严格落实好集中整治的各项工作任务。

此次集中整治将按照上述原则，对医药行业开展全链条全领域全覆盖的系统治理，破解行业监管中的系统性问题，扎实推进医药领域行业治理，确保整治工作取得成效。

三、针对当前医药领域出现的腐败问题，开展集中整治的重点内容和措施有哪些？

答：此次集中整治的内容重点在六个方面：一是医药领域行政管理部门以权寻租；二是医疗卫生机构内"关键少数"和关键岗位，以及药品、器械、耗材等方面的"带金销售"；三是接受医药领域行政部门管理指导的社会组织利用工作便利牟取利益；四是涉及医保基金使用的有关问题；五是医药生产经营企业在购销领域的不法行为；六是医务人员违反《医疗机构工作人员廉洁从业九项准则》。通过采取自查自纠、集中整治、总结整改等措施，对医药行业的突出腐败问题，进行全领域、全链条、全覆盖的系统治理，建立完善一系列长效机制，确保工作取得实效。

四、集中整治工作部署以来，有什么工作进展，下一步工作有什么打算？

答：今年7月初，国家卫生健康委会同9部门联合印发了有关文件，聚焦解决当前医药领域腐败的突出问题，以及医药购销和医疗服务全链条中容易产生问题的关键环节，明确了此次集中整治的总体要求、整治内容、工作步骤和工作要求。7月12日，国家卫生健康委等10部门召开了全国医药领域腐败问题集中整治工作视频会议，聚焦医药领域生产、供应、销售、使用、报销等重点环节和"关键少数"，对集中整治工作进行了重点部署，各地各部门4000余人参加了会议。7月28日，中央纪委国家监委召开了配合开展集中整治工作的视频会议，就聚焦医药领域"关键少数"，加强监督执纪执法，在纪检监察系统内进行了部署。同时，国家卫生健康委在官方网站首页上线了"互联网+"行风评议平台，建立和畅通面向社会的信息沟通渠道。

根据工作部署，各省份均已建立了地方医药领域腐败问题集中整治工作协作机制，制订印发地方工作方案，并召开会议进行部署安排。各地有关单位迅速开展自查自纠，处置有关问题，公布多起案例，形成严的基调和氛围，反腐已在医药行业内形成广泛共识，集中整治的各项工作正在稳步开展。

下一步，集中整治工作将根据总体安排，持续推进，加大对工作的指导调度，加大对典型问题处置及通报力度，确保整治工作成效。

五、部分学术会议以近期反腐形势为由宣布暂停或延期举办，是否为集中整治的工作要求？

答：我们注意到媒体反映一些学术会议在医药领域反腐的形势下，宣布暂停、延期，但同时我们也了解到一些学术会议正常进行、未受影响。医药行业的学术会议是学术交流、经验分享、促进医药技术进步和创新发展的重要平台，按照国家有关规定，规范开展的学术会议和正常医学活动是要大力支持、积极鼓励的。需要整治的是那些无中生有、编造虚假学术会议的名头，进行违法违规利益输送，或者违规将学术会议赞助费私分的不法行为。

二、警示案例

二十届中央纪委二次全会要求："要聚焦就业创业、教育医疗、养老社保、生态环保、安全生产、食品药品安全、执法司法等领域，严肃查处贪污侵占、截留挪用、虚报冒领、吃拿卡要等行为，坚决惩治群众身边的'蝇贪'，着力消除基层消极腐败现象。"近年来，各地查处了一批医药领域的腐败窝案、串案，涉案金额巨大、涉案人数众多，而案件背后暴露出的问题更是深层次的。本篇通过对近年来查处的医药领域典型案例进行剖析，深挖部分医务工作者廉洁防线失守的主客观原因，引导医疗卫生系统的党员干部和公职人员以案为鉴、清廉自守，避免出现"医者难自医"的悲剧。

一手把脉问诊　一手袖里吞金

——云南省某医院原副院长马某某案警示

马某某曾经是云南省某医院一名业务能力出众的医生，然而在走上领导岗位后，他却忘记了"救死扶伤"的使命，更忘记了作为一名党员领导干部应有的党性觉悟和修养，底线缺失、自欺欺人、思想跑偏、三观扭曲，最终成为金钱的奴隶，滑入犯罪的深渊。

"觉得有钱总比没钱好，慢慢地贪欲被种在自己脑海中"

马某某一直自认为工作很努力，并希望通过自己的努力来改变医院的面貌，但随着时间的推移，贪腐之念从其担任医院副院长几年后开始萌生。在与社会上各种药品器械供应商交往过程中，马某某逐渐对奢靡的物质生活产生了幻想，艰苦奋斗的品质、为人民服务的宗旨被虚荣心和欲望完全替代。

马某某在忏悔录中说道："2008年一次过节前，我受领导邀请一起参加节前聚餐，那时有一阵子吃喝风盛行，那次在饭局中做东的商人老板给到场的每个人发了一个红包，以表节日祝贺，说是图个吉利，那是我第一次收受商人老板送的现金，当时心里忐忑不安，有些紧张和担心，看看大家都收下了自己不收会很另类，想想大家都收下了也不会有事，法不责众，自己也不会说出去，这样一想我也就放下心来。之后，个别领导邀约一起吃饭的情况也有过多次，渐渐地也就习惯、自然了，心也就不慌了，而且觉得有钱总比没钱好，慢慢地贪欲被种在自己脑海中，渐渐占据了主导地位。"

2010 年的一天，马某某到院长办公室汇报工作，正赶上院长准备出门去参加朋友儿子的婚礼，只见他随手从办公桌抽屉里拿出了 1 万元人民币装在信封里，作为参加婚礼的礼金。马某某觉得院长的举动"很大方，很有气质"，自己也很羡慕，认为这才是成功男人应有的样子。

2011 年下半年，马某某到下属医院任院长，上级部门组织几家附属医院的领导去国外考察，其间大家结伴去购物，个别院长购买商品都很高档，出手很阔绰、很大方。但马某某想买的东西都得在心里面算算价格，最后什么都没买。这让马某某心里很不是滋味，觉得自己有点寒酸，心理也有些不平衡。

在这些耳濡目染的熏陶下，马某某放松了坚持，背弃了初心，认为作为一院之长，手中权力大了，对事情有了决策权、拍板权，医院项目多了，接触各式各样的人员多了，看着别人腰包鼓鼓，自身依然囊中羞涩，心理逐渐产生了不平衡，思想也渐渐发生变化，追名逐利的欲望之心慢慢生根发芽。思想的蜕变让马某某胆子渐渐大了起来，开始为自己寻求生钱的机会和方法。马某某长期处于领导岗位，找其办事的人很多，面对种种不正当或看似合理的请求，他不仅没有拒绝，反而乐于助人。自认为自己一个电话、一个招呼或者一次表态，只不过是举手之劳，不仅能解决别人"天大的麻烦"，还能体现自我价值，名利双收，何乐不为？于是，为了追求这种扭曲的"名利双收"，马某某一步步滑向深渊。

采用"防火墙"单线联系的方式，伙同他人先后收受

随着社会接触面的扩大，面对形形色色的诱惑，马某某彻底败下阵来，放松了对自己行为的约束，不再把组织赋予的权力当作责任，而是当成自己为所欲为的工具。马某某认为手中的权力是有期限的，如果自己不当院长或是退休了，这个权力也就没有了。所以，他利用自己在位的每一天，疯狂用手中的权力牟取私利。

2011 年，马某某与其爱人的哥哥杨某某合谋，让杨某某做自己的代言人并充当中间人，再设立另一个中间人吴某作为"防火墙"，让"防火墙"与设备供应商接触，自己

不与设备供应商接触，通过两个中间人向设备供应商提供帮助，使设备供应商顺利中标，获取利益，马某某再通过两个中间人向设备供应商收受帮忙的好处费，从而实现权钱交易，牟取私利。整个环节都采取单线联系，马某某以此规避组织的监督。

初尝甜头后，马某某从 2013 年开始又分别与倪某、吴某某等特定关系人形成共同利益链，采用同样的方式，牟取非法利益。2011 年至 2019 年期间，马某某采用"防火墙"单线联系的方式，伙同他人先后收受设备供应商给予的巨额钱款。在医院内部，马某某先后收受部分干部职工在职务晋升过程中给予的钱物 300 余万元，其与干部职工之间的关系日渐庸俗化，一定程度上影响了医院的政治生态。

党纪国法是不可触碰的红线、底线、高压线，作为党员领导干部的马某某，本应带头遵纪守法，筑牢拒腐防变的思想防线，但是他一方面高喊"自觉遵守、坚决执行"，另一方面却心无敬畏、漠视纪法，演绎一出"双面人生"。马某某对财富的贪欲无度，使其变得愈发利令智昏，最终，贪欲之心让他掉进犯罪的泥潭。

"自大和无知导致自己驾驶的人生列车出了轨"

马某某自认为已经建立起几道"防火墙"，自己远远站到幕后，不与中间人、供应商直接对接，可以进退自如。

但殊不知，在面临各自切身利益的时候，所谓的攻守同盟、共同利益链是极其脆弱、不堪一击的，再多的"防火墙"也不过是掩耳盗铃罢了，最终聪明反被聪明误。

马某某的所作所为，违背了一个共产党员的初心，违背了一个医疗工作者的初心。作为一名三甲医院的院长，他利用职务便利以权谋私、中饱私囊，使国家和人民蒙受损失，让医院蒙羞。他在忏悔书中写道："建立中间人，看似很隐蔽，其实犹如鸵鸟钻沙丘自欺欺人；设置'防火墙'，看似很安全，其实无非是掩耳盗铃自欺欺人。自己之所以选择这样做，目的是规避调查，防止被组织发现，进可攻退可守。今天回想自己所做的这些'防火墙'，犹如沙滩城堡不堪一击，自己所要的小聪明，完全是雕虫小技，自己的做法是多么的可笑。正是自大和无知导致自己驾驶的人生列车出了轨，我悔不当初。我悔自己自作聪明，我怨自己私欲膨胀，我恨自己迷失方向，我骂自己鬼迷心窍。"

2020 年 12 月，马某某被云南省纪委监委立案审查调查。2021 年 7 月，马某某被开除党籍和公职，并移送司法机关审查起诉。

纵观马某某的成长履历，可以说，他在党的教育培养下，也曾经有过勤奋上进、努力工作的昨天，他本应该不负韶华、诠释初心使命，认真履职尽责、善始善终走好人生之路，然而他却在权力和金钱面前败下阵来，蜕化变质为站在党纪国法对立面的腐败分子。

曾经以"治病救人"为职责的马某某，对于自己的蜕化和变质，不但没有及时地通过加强学习和党性锻炼来"自治"，反倒沉迷于这种"变质"带来的"成就"之中，最终结出的苦果也只有他独自承受。

医术虽高难自医

——湖北省某医疗集团原党委书记、总院长张某案警示

"你说你包里长年放着一本《中国共产党纪律处分条例》，不会做违反纪律的事。那我问你，'六项纪律'是什么？"

"我……我忘记了。"在留置期间，面对办案人员的诘问，张某低下头来。

2021年1月5日，湖北省某市中级人民法院，被告席上的张某面色惨白。随着宣判结束，这个轰动一时的医药领域腐败案至此画上了句号。

2018年以来，湖北省持续加大对医药领域腐败案件的查处力度。也是从2018年起，深知自己"跑不掉了"的张某养成一个新习惯，在转移烟酒、金币、银币等物品后，便将所收的购物卡中面额小的送给亲戚，面额上万元的就用剪刀一一剪碎处理掉。

然而，这一切不过是自欺欺人。"我作为党委书记，因为自身不硬，带头腐败，对于医院收红包、回扣现象总是

睁一只眼闭一只眼，不仅影响医院在市民中的信誉，还让部分集团职工步入歧途、葬送前程，我愧疚难安。"直至身陷囹圄，张某才明白，每一笔回扣、每一个红包，实际上都是禁锢自由和幸福的沉重镣铐。

恃功而骄，每年集团晚会必有节目对其歌功颂德

张某是专业技术干部出身，曾任武汉某医院泌尿外科教授、主任医师、博士生导师、科教处处长。2008 年 6 月，为推动全市医疗事业高质量发展，湖北某市将张某引进到市中心医院担任院长。

"我从武汉过来工作，不是为了钱，这里的收入远不如武汉，我主要是想干一番事业。"刚到湖北某地的张某踌躇满志，在市中心医院干部大会上信誓旦旦，"我一定会把市中心医院打造成当地医疗区域中心"。

上任伊始，张某干劲十足，一心扑在工作上。他对市中心医院进行了大刀阔斧的改革，医院的整体面貌得到很大改观，也因此，组织给予了他更高的平台。

2015 年 3 月，市委、市政府为深化推进医疗卫生事业改革，以市中心医院为龙头，整合市妇幼保健院、市中医医院医疗资源，组建医疗集团，并由张某任集团党委书记、总院长。

张某自诩为集团的"救星"，一直强调："如果没有我，

这个集团就'活'不了。"面对组织的信任和重托，他愈发膨胀，躺在"功劳簿"上得意忘形，大搞个人崇拜。

当时，市中心医院走廊里，到处挂着张某的照片。每年医疗集团晚会必定有一个保留节目，专门用来歌颂张某，晚会现场吹捧声不绝于耳。

此时的张某作风蛮横、说一不二。"集团的重大工程建设、医疗器械以及药品和医用耗材采购，如果他不点头，谁都别想插手。该集体研究决定的事项经常是他一人说了算，有时即使集体研究也是走走形式。"办案人员介绍。

在市中心医院六号楼建设过程中，承包商刘某借口资金短缺，要求医院为其担保贷款1000万元流动资金，这明显违反合同规定。然而，张某却出于私心，不顾法律法规，在办公会上让医院"创新"工作，为刘某垫付1000万元，遭到集团纪委书记等人的反对。

"不给人家周转资金，工程怎能顺利进行？这也不能搞，那也不能搞，那你说怎么搞？"当时张某就发火了。而后，他力排众议，要求以医院信用为担保，向银行贷款1000万元给刘某，后又坚持以未结工程款为质押，使该企业在银行贷款1500万元。

"那时的我，居功自傲，内心扭曲，与刚到市中心医院时相比，简直判若两人。"张某忏悔道。大权独揽带来的快感，也加速了他的"疯狂"堕落。

擅长伪装，台上表演敬业廉洁，台下大肆收受贿赂

"我在这里从没逛过一次街，没有看过一场电影，也没有一处房产，只一门心思扑在工作上。"接受审查调查前，张某一直把这句话挂在嘴边。张某的一大特点就是擅长伪装，他费尽心思塑造自己清正廉洁的形象，然而，台上台下却是两副面孔。这也是其落马后，不少集团干部感到吃惊的原因之一。

春节，本是中国人阖家团圆的日子。但张某担任医疗集团总院长后，每年正月初五、初六两天都要召开集团职工代表会、工会代表会。由于集团外地职工较多，众人对春节假期开会一事颇有微词。

"不提前收心，怎能更快更好投入工作？"张某在会上义正词严，大打"敬业牌"。因此，不少干部认为他抓工作抓得紧，一心扑在事业上，为集团牺牲很多。

"事实上，张某长期有家不回，家外有家，长期与某医药代表及其他两名女性保持不正当两性关系。当不愿意回家时，他便选择开会。"办案人员说。就这样，过年期间开会，成了张某标榜个人勤勉敬业的最好素材，还经常在医疗集团内部刊物上进行宣传。

2015年8月，审计人员在审计市中心医院医学检验中心时，发现该中心有的工程项目未进行招投标，责令其整

改。这本应走正常招投标程序，然而张某却变相利用这一机会，授意下属通过修改招投标条件，让上海某公司中标，并收受该公司30万元好处费。在签订合同时，市中心医院与该公司已经就合同主要条款协商妥当，但张某却忽然发话，当众要求这家公司在谈妥的基础上再降几个百分点。实际上，这都是其与该公司负责人"通气"后的结果。

"这是张某惯用的伎俩，他之所以这样做，就是想在众人面前打造为医院节省开支的清廉形象，以掩盖自己拿回扣的事实。"办案人员说道。

台上大谈廉洁、奉献，台下却是另一副面孔。张某在任的这几年，每年春节，市中心医院都要以学科为单位为张某张罗请客送礼，市中心医院党员干部不仅要参加，还需准备好红包，不参加或不送红包就是不给张某面子。

除了接受吃请、收受红包，张某还经不住诱惑，甘于被不法药商和医疗器械商"围猎"。低至1000元的购物卡，高至几十万元的贿赂款，张某来者不拒，并利用手中权力帮助这些老板获得医疗器械采购项目及药品供应商资格。

在糖衣炮弹面前打了败仗后，渐渐地，张某变被动"围猎"为主动索要。有一次，医疗器械供应商李某向医疗集团销售一台价值1600多万元的器材。事后，张某问起："价值这么大，怎么不见一点动静？"很快，李某就亲自上门道歉，并给张某送来"辛苦费"。在张某的"教育"下，李某越发"懂事"，张某家中有什么事，李某都会前去帮助，从接送孩子上学到逢年过节安排吃请，扮演着"大管家"角色。

"纪律的红线一旦被践踏，积少成多，由小变大，思想防线就会彻底崩塌，最后就会变成来者不拒，走向违法也就成了一种必然。"张某忏悔道。

带坏队伍，管党治党严重失职，集团内 40 人先后被查

据市纪委监委同志介绍，有一年，市纪委召开全会，张某代表集团党委在会上述职述廉，有市纪委委员提问："医疗集团如何纠正行业内存在的一些不正之风？怎样处理落实主体责任与加快医疗发展的关系？"

"这主要是社会上一些不正之风，严重影响了医疗领域形象。"张某顾左右而言他。由于其述职内容假大空，关键问题含糊不清，市纪委委员进行打分评议时，张某得分为倒数第一。

作为医疗集团的党委书记，张某本应严格落实全面从严治党主体责任，然而，他却当起"甩手掌柜"，不抓党建，甚至建立起一个"小圈子"，抱团腐败，导致集团政治生态严重恶化。

在医疗集团腐败窝案中，药品采购、器械采购和基建工程是腐败的"重灾区"，而张某的"左膀右臂"——王某、余某正是这些项目工程的负责人。

2012 年上半年，李某公司欲承接市中心医院放射医用胶片业务，张某答应并要求时任市中心医院保障部主任的王某关照。2016 年初，在张某示意下，王某又帮助李某所在公司承接市中心医院 330 余万元的器械采购项目……

由于"听话"，王某被张某一路提拔，成为张某受贿的得力"帮手"。此后，按照张某的授意，她多次在医院组织的设备项目招标前进行价格谈判，大肆收受回扣。

2015 年底，市中心医院准备启动某院区一期工程项目，商人方某请托张某在武汉某集团承接该项目上提供帮助，张某同意并让其另一"干将"余某负责安排。为了让武汉某集团中标，余某特意将该项目换到武汉开标，并将评审人员由 7 人增加到 9 人，增加医院评审人员权重，通过围标、串标，从而确保该集团顺利中标。充当掮客的方某也"投桃报李"，送给张某好处费 37.5 万元，并通过房屋转让形式，暗中送给余某 60 万元。

上梁不正下梁歪。据办案人员介绍，2016 年至 2018 年，该医疗集团班子成员和下属医院干部职工先后有 20 余人因涉嫌职务犯罪被查处。张某不仅不抓排查整改、源头防治，反而想方设法寻求对上述人员减轻处罚的途径，使得集团腐败之风盛行，最终导致集团 40 人因违纪违法受到党纪国法制裁。

天网恢恢，疏而不漏。随着王某、余某等人逐一被查，张某的问题线索也逐渐浮出水面。2019 年 3 月的一天，张某刚刚走进办公室，就看到等待他的纪委监委工作人员，随后，张某被宣布接受审查调查，并被采取留置措施。

"回想去年相同时段，我作为集团党委书记带领新入党同志在党旗下宣誓，在集团中层干部大会上讲党课，不到一年的时间，两种场景、两种结局，残酷的事实让我警醒。"张某忏悔道。

医学专家的光环，可以成为张某在医院的"招牌"，却不能成为其肆意用权的"护身符"。张某擅权妄为，让贪欲逐渐癌变成难以治愈的"毒瘤"，并将"病毒"传播给集团其他干部，以致发生严重腐败窝案，其忏悔虽姗姗来迟，却为后来者敲响长鸣警钟。

被"套牢"的局长

——浙江省某市经开区卫计局原局长方某某案警示

浙江省某市经开区曾流行过这样一个传言:"只要钱送到位,没有什么是方局长不能帮忙搞定的。"

这个传言的主角正是经开区卫计局局长方某某。2012年至2017年间,方某某利用其担任经开区卫计局局长职务之便,先后为多人在医疗机构监管、基本药物补助、医疗机构审批、工作调动、职务提拔等方面谋取利益,非法收受财物共计100多万元,滥用职权导致国家损失2100多万元。

按原始股价投资,享受高额"分红"

2012年之前,浙江省某市原股份制海城卫生院隶属龙湾管辖,当时已经开始启动改制工作。然而随着区划调整,2012年,海城街道划归经开区管理。

根据经开区卫计局当时的改制政策,海城卫生院需要一分为二：先注册成立民营医院，再将原股份制海城卫生院改制的资产剥离到该民营医院。其中，原股份制海城卫生院的在编人员留在海城卫生院的，所有的股份必须清退；原股份制海城卫生院的非在编人员分流到新成立的民营医院，在编人员的股份只能转让给非在编人员或者转让给该医院。

原股份制海城卫生院院长吴某与其丈夫张某，担心自己如果不主动拉近与经开区领导的关系，会对医院整体改制工作的推进以及日后的经营不利。

找哪一位领导培养感情好呢？张某夫妇想到了几年前某卫生系统组织去哈尔滨考察期间认识的方某某。"如果找个'分红'这样名正言顺的理由给方某某送钱，一方面场面上好听，另一方面还可以逃避法律的追究，让他收得心安理得又没有后顾之忧。"张某夫妇想到了一个"妙招"。

"方局长，我们医院经营效益不错，收入也比较稳定。如果你们看得起我们的话，等医院改制成立之时，我们一起干！"

听到这些话，方某某一开始将信将疑，持保留态度。"锲而不舍"的张某夫妇便多次邀请方某某夫妇到高档餐饮会所吃饭聊天，有意无意提及医院稳定高效的收益状况。"温水煮青蛙"的效应慢慢在方某某夫妇身上得到了体现，他俩逐步开始主动询问关于医院内部结构与效益利润等细节问题。

2012 年 9 月和 10 月，张某夫妇先后两次约方某某夫妇前往景区游玩，吴某主动拉住方某某妻子杨某说"体己话"："嫂子，你们单位效益不好，不如投一点钱到我们医院吧，我们账目清楚、效益稳定。"

一次又一次的"糖衣炮弹"终于击垮了方某某夫妇，最终，在景区宾馆内，方某某夫妇决定向医院投资 20 万元。

为了体现自己的诚意与友善，张某更是主动提出："方局长，我们医院每股原始股金为 1 万元，经过这几年经营已经涨至 4 万元左右，但是我打算按照原始股 1 万元卖给您，您出 20 万元，可以拥有 20 股的股份！"方某某夫妇非常感动，方某某的妻子杨某甚至提出可否再买几股，遭到张某婉拒。

根据某区人民检察院的起诉书显示，方某某在当时医院每股价格 4 万元左右的情况下，以 20 万元人民币投资入股，获得 20 股的股份。换句话说，张某夫妇以投资为幌子，"心思精巧"地为方某某赠送了 15.358 份"干股"。此外，从 2013 年至 2016 年，张某夫妇以一个月 1 万元至 2 万元或者两个月 3 万元的频次，给方某某送去现金"分红"70 多万元。

"豪爽"局长大笔一挥，国家损失 2100 多万

有"付出"就有"回报"。2013 年至 2016 年期间，方

某某这边拿着低价购买的股份，那边想尽办法为该医院给予照顾，"拿钱办事""大开绿灯"。

在医院改制之初，方某某与多方交涉商讨，为该医院"创造"出一个2至3年的过渡期，过渡期内分立后该民营医院仍可以与海城卫生院共用海城卫生院原办公楼进行办公，并且在民营医院新院建成使用前，免收租金费用。

得了便宜的张某，又给方某某抛出了新的难题。2015年经开区卫计局邀请评估机构对该医院所在楼房租金进行评估，要求卫计局参照医院附近农民房店铺出租价格对医院门诊部大楼进行收费。张某心中一惊："这还了得？这每年下来得多花多少钱！"但他转念一想："咱们不是还有一位'神通广大'的隐形持股人方局长吗？"随即找到方某某，表示房租评估价格过高，请求其给予关照。"吃人嘴软、拿人手短"的方某某只好再次动用人脉资源多方交涉，最终以租金打6.5折为这件事画上了句号。

不久，张某又给方某某扔出了第三个难题。按照规定，新成立的该民营医院在两年内不适用社保制度，百姓来这儿看病不能刷医保卡，而且民营医院想要实施基本药物制度非常困难。倘若不能"搞定"社保和基本药物制度，无疑会直接影响医院的就诊人数。张某找到方某某，希望他能在这个问题上"帮帮忙"。

面对张某的请求，方某某起初是拒绝的，毕竟法规政策都摆在眼前，没有太大操作空间。然而，张某苦口婆心的劝说让方某某犹豫了："您看，如果医院不能继续实施基本医药和社保制度，病人人数将大幅下降，直接损害医院的生意。利润少了的话，咱们的分红也会受到影响，所以辛苦您多多关照一下。"

这一番话抓住了方某某的要害，那就是分红！

挣扎再三，方某某最终还是听从了张某的建议，利用职务便利并动用人脉资源，反复与经开区财政局等单位的多位领导对接商讨，最终给了张某满意的答复："在医院正式搬到新院办公之前将继续实施基本药物制度，并且给予基药补助；同时该医院可以在取得社保定点医疗资格之前，仍旧以海城卫生院的名义实施医疗救治服务。"

就这样，该民营医院在改制中享受基本药物补助、在过渡期内适用医保、在房屋租金等方面享受额外"关照"，有关方面在明知医院存在线下采购药品并加价出售等行为的情况下，既不监管查处，也未将情况告知经开区财政局以停发、追回基本药物补助款。一个又一个"漏洞"，共造成国家财产损失累计 2162 万余元。

家有"贪内助"，常吹"枕边风"

方某某为何在一次又一次的敛财中越陷越深？

为了儿子毕业后能找到一份体面的工作并买一套上海的房子，方某某夫妻可谓煞费苦心。然而，经济上的压力让他们感到十分焦虑，"权钱交易"逐渐在他们的脑海中扎根。尽管深知违纪违法的严重后果，但在妻子的默许支持甚至是鼓励怂恿下，方某某最终"另辟蹊径"，选择通过滥用职权、收受贿赂来为家庭敛财。

透视该案，方某某的妻子杨某在全案过程中扮演着至关重要的助推者角色，她对方某某收到的每一笔钱款均知情，且未进行提醒与制止。据方某某供述，收到的钱财都是交由妻子杨某保管并记账，投资的两个非上市公司股份也都和妻子商量过并经其同意。

疯狂践踏党纪法规的恶果，只能是自取灭亡。2017年12月5日，方某某被市监察委员会留置并接受组织审查、监察调查。2018年2月6日，方某某受到开除党籍、开除公职处分，其涉嫌犯罪问题线索被移送司法机关。

"这名干部的妻子，没能阻止他走上今天的审判台，却成了'帮凶'，让人感到触目惊心。"旁听了方某某一案庭审的干部家属感慨道："我们作为领导干部身边最亲近的家人，一定要认识到廉洁家风建设的重要性，做到常吹枕边廉洁风、常念家庭廉洁经。"

"从此案中，我们可以看出，贪腐的花样不断翻新，也为我们进一步规范权力运行的源头敲响警钟。"某市纪委监委负责人表示："不仅要牵住出现滥用职权与利益输送的'牛鼻子'，为国有财产的使用加把'锁'，更要加强廉洁家风建设，突出'廉内助'的重要作用。"

在"讳疾忌医"中沉沦

——湖南省某市第四医院原党委委员、院长段某某案警示

"人最大的敌人不是别人,而是自己;最终打败自己的也不是别人,而是自己。"这是湖南省某市第四医院原党委委员、院长段某某以身破纪、以身试法付出惨痛代价后的幡然悔悟。

段某某,曾任 A 市中心医院党委书记、院长,某市中心医院党委委员、院长,某市第四医院党委委员、院长。2018 年 10 月,因涉嫌严重违纪违法,段某某被立案审查调查。

经查,段某某违反政治纪律,干扰巡视巡察工作,对抗组织审查;违反中央八项规定精神、廉洁纪律,违规收受礼品礼金,违规经营或利用职务上的便利为其亲友、特定关系人的经营活动谋取利益;违反组织纪律,违反议事规则,不如实报告个人有关事项;违反生活纪律;利用职权为他人谋利,单独或伙同家人和特定关系人索取、收受

巨额财物。2019 年 4 月，段某某因严重违纪违法，被开除党籍、开除公职，并被移送检察机关依法审查起诉，4 名涉案人员被一同移送。2019 年 10 月，段某某因犯受贿罪被判处有期徒刑十年六个月，并处罚金 100 万元。

听不得逆耳之声，"疾在腠理"不自知

尽管家境贫寒，但段某某从小受到良好的教育。他说，"我的家庭从祖父辈就饱受党的恩情"，因此他从小就立志成为有用的人，为党和人民奉献一切。但随着面临的诱惑越来越多、手中的权力越来越大，他与自己的初心渐行渐远，最终彻底背离。

"我的前半段人生可谓顺风顺水。"段某某说，他大学毕业后进入医院工作，后来又考上硕博连读研究生。毕业后，他没有继续进行学术研究，"自己功名思想太重，所以选择了行政道路"。

拿到博士学位的段某某回到医院后，多次被破格提拔，从科室主任、副院长，到党委书记、院长，仅用了 5 年时间。"担任 A 市中心医院院长时，他才 40 岁出头。"审查调查人员介绍，仅一年，他又作为优秀人才被选调至某市中心医院担任院长。

"自认为比别人有能力，比别人有见识、有眼光，听不进意见。"段某某在忏悔书中这样分析自己。

据介绍，担任某市中心医院院长后，他的年度测评结果并不理想，但他不以为然，没从自身找原因，更没有反省和纠正自己在工作作风、工作方法方面存在的问题，反而怨天尤人，认为自己付出太多、回报太少。

2009年，他到某市第四医院担任院长后，更加听不得逆耳之声，身边同事对他的普遍印象是"喜欢搞'一言堂'"。审查调查组也查实，仅2014年至2016年间，他就多次违反议事规则，以院长办公会等方式，按照自己的意愿研究通过重大项目，将医院年度采购设备、重大项目建设等指定给亲属或特定关系人承揽……

"但彼时的段某某任由'病毒'侵蚀、蔓延而不自知，还经常以协调工作为名，在高档饭店安排宴请，为自己拉关系；出入会所，违规接受商人老板的宴请和红包礼金。"审查调查人员说。

把控项目为敛财，"病在肠胃"任发展

"自己为组织作了贡献，认为功可以抵过，违纪了组织也会包容我"，这是段某某为自己违纪甚至违法犯罪所找的"心理安慰"。

自恃劳苦功高，觉得医院取得的成绩都归功于自己；自以为手段高明，一切都做得很隐蔽，组织难以查处……段某某在这般"自信"的支撑下，肆无忌惮，用手中的权

力疯狂敛财。

在其贪腐之路上，其妹段某春和情人彭某扮演了重要角色。

2011年，段某春挂靠多家医药公司，向某市第四医院销售药品。段某某利用职权向下属打招呼，在药品的进院审批、药价调整、药款结算等方面提供帮助。几年间，其妹从中获利800余万元，段某某与妻子则心安理得收下了妹妹的巨额"谢意"。

在段某某的帮助下，彭某不仅挂靠药品公司向某市第四医院销售药品，还与他人合作向该院销售多种医疗设备、承接急诊楼声光电改造及手术麻醉信息系统等项目，从中获利数千万元。段某某则与彭某一起收受医疗设备经销商、项目工程承包商奉上的数百万元好处费……

"他一手把控了医院药品、医疗设备、耗材采购及基建项目等，连保安和物业保洁服务项目都不放过，甚至叫停医院已公开的招标项目，只为让'熟人'中标。"审查调查人员介绍说，段某某俨然把医院当成谋取私利的"自留地"。

"为避免被查处，他自己通常不出面，主要是由其妹妹等特定关系人出面经办具体事项……"某市纪委监委有关负责人说，段某某试图以看似隐蔽的"套路"掩盖其违纪违法事实，但实则是掩耳盗铃。

"玩小聪明、心存侥幸，真是愚不可及。"谈及自己的所作所为，段某某这样评价。

干扰巡察对抗审查，"病入膏肓"难自医

2018 年 7 月 3 日，某市委第三巡察组对该市第四医院开展专项巡察。巡察组进驻后，段某某以对接工作为幌子向部分科室负责人打探巡察谈话内容，并要求他们不要透露其就药品、设备采购和基建项目等事宜打招呼的情况。巡察组向该院党委交办信访件，要求限时办结，他却公然在院长办公会上决定此事不提交党委会讨论，并对巡察组的多次督办故意拖延、敷衍。

后来，感觉自己的问题败露，段某某一方面安排彭某退还收受的部分钱款，一方面同相关人员进行串供。2018 年 10 月 18 日晚上，在市区一条相对僻静的道路旁，借着夜色的掩盖，一辆车在此停留许久，车中坐的就是段某某和其妹段某春。他正向段某春"面授机宜"，让她否认在某市第四医院做过药品业务，并转移名下资产、更换车辆和手机……

在段某某看来，一切都在他的掌控中。殊不知，百般掩饰皆为徒劳。第二天，他便被采取留置措施。

在接受审查调查初期，他将自己被查处归咎于在医院改革中得罪了人被举报，心怀怨恨，同时又暗藏侥幸心理。经审查调查人员耐心教育引导，"讳疾忌医"的段某某才逐

渐意识到，自己的贪腐之"病"已入"膏肓"。"自己已经犯下了大量触目惊心的错误，已经违法犯罪，我痛心疾首、悔恨交加。"此时的他方才悔悟，悔不该自以为是，悔不该利欲熏心，悔不该忘乎所以……

段某某担任"一把手"期间，忘记了自己身上"白大褂"的使命，忘记了治病救人的责任，忘记了医院是救死扶伤的所在，放任自己身上的问题一点点变大，一步步走向自我毁灭。他在这个过程中有多疯狂，结局就有多悲惨。

"专家型"院长"染病成疾"

——某省人民医院原党委副书记、院长李某某案警示

"我犯了严重错误，愧对党的培养，愧对省委及省纪委领导的信任和关怀，愧对广大职工的支持和帮助，愧对父母的养育和家人的陪伴……"回想起自己的成长历程，某省人民医院原党委副书记、院长李某某在忏悔书中写道。2019年5月24日，A市中级人民法院公开开庭审理李某某受贿案，站在审判席上的李某某心如刀绞，痛不欲生。

庭审现场，A市中级人民检察院起诉指控：2011年至2017年期间，被告人李某某在某省人民医院担任党委副书记、院长期间，利用职务上的便利，在医疗设备和医用耗材采购、工程项目发包及工程款拨付等方面为刘某等人谋取利益，非法收受刘某、陈某、冯某、杨某、王某等人的好处费共计人民币230万元、美元56万元，上述款项折合人民币共计573万余元。

防线从吃吃喝喝开始，逐渐被击破

李某某，肝胆胰外科专家，某省引进的专家型人才。2010 年 8 月至 2018 年 10 月，历任某省人民医院党委副书记、党委书记、院长。在担任院长 8 年后，六十花甲来临之际，2018 年 12 月，某省纪委监委对李某某涉嫌违纪违法问题立案审查调查并采取留置措施。

作为一名优秀的专家型人才，李某某在某省人民医院任期的前几年，工作取得了不少成就，肝、肾移植等技术取得了多个省内第一。

2010 年起，李某某一人身兼某省人民医院党委书记和院长二职。他以院长负责制为由，在医院说一不二，不法商人随之蜂拥而至。李某某甚至吸引了别有所图的商人从其老家湖南不远千里追随而来，投其所好，对他提供无微不至的关心照顾。想吃湘菜，专门给他做，甚至打"飞的"送。

"时间长了，习惯成自然，也就慢慢放松了警惕，混淆了情与法的界限。"李某某说，"吃人家的嘴软，拿人家的手短"。他主动把围着他转的不法商人介绍给医院有关部门负责人，一起吃喝玩乐，在不法商人的"围猎"下，他的防线从吃吃喝喝开始，逐渐被击破，一步步被不法商人拖入了泥潭。

在担任院长 8 年的时间中，李某某先后兼任医院党委委员、副书记、书记，但相较于党内职务，他还是更看中院长一职，以至 2014 年主动向组织提出不兼任党委书记的请求。

之所以要"坚守"院长职位不动摇，还是因为李某某要将院长负责制发挥"最大效用"。李某某数次以党政联席会决策"三重一大"事项，集中多了，民主少了；并以提高效率为名，未征求班子成员意见，自行签批行文，明确其本人兼任医疗设备采购委员会主任和采购组组长。

某省纪委监委第二监督检查室负责人表示，长期集行政决策权和经营管理权于一身，纵容了李某某在医院重大事项上独断专行的行为。比如，违规将一些公开招标项目拆分成几个子项目规避招投标；违规采取单一来源采购方式；甚至出现公开招标后，因对中标单位不合意又作废标处理的咄咄怪事。李某某在省人民医院物业管理外包服务项目评标结果得出后，违规决定重新投标。

李某某在忏悔书中写道："悔不该法纪意识淡薄、不习惯接受监督。采购中重大事项的决定权由少数领导干部掌控，游离于程序和监督之外，为这些人员弄权寻租，利益输送提供了便利条件。"

被亲情绑架，成为违纪违法的帮凶

任省人民医院院长后，李某某成为家族和村上最大的

"官"。"父母为我骄傲，亲友以我为荣，领导介绍朋友与我认识，不法商人更是钻山打洞要结交我，久而久之，自己便飘飘然起来，品玩起权力的特殊滋味，公权私用，任性妄为。"

"家族骄傲"的光环是对李某某多年努力的肯定，但同时也扩大了其虚荣心的边界，泛滥的虚荣心让李某某尝试用手中的权力去证明自己是个真正的"能人"。李某某在求学和工作初期，哥哥曾给予过他很多关照和帮助，李某某心存感激，立志报答。哥哥退休后提出想做生意赚钱，李某某便将医疗器械商人杨某找来，授意他带着自己的哥哥做生意。杨某心领神会，知道所谓的做生意就是要好处费。

经查实，在随后的交往中，李某某的哥哥以购房为由向杨某索要 140 万元，李某某的侄子也打着叔叔旗号先后索要 130 万元。李某某的儿子在美国结婚生子后需要买房，从湖南跟过来的医疗器械商刘某深知李某某爱子心切，"恰逢其时"地送上了 50 万美元。

李某某事后忏悔道："要防止被兄弟手足情绑架，成为违纪违法的帮凶，就要做到亲兄弟明算账。不要让父子血肉情变成了父子'割肉情'。"此时，不仅李某某受到惩处，其哥哥、侄子也接受了审查调查，侄子因构成利用影响力受贿罪被判刑。

重业务轻党建，带坏了医院的风气，毁掉了一批人才

"上梁不正下梁歪。"负责调查本案的某省纪委监委办案人员表示，"李某某身为党委书记，不履行管党治党主体责任，还带头违纪违法，贪污受贿，以至省人民医院出现塌方式腐败，一批科室主任和中层领导涉嫌违纪违法。李某某带坏了医院的风气，毁掉了一批人才，严重破坏了一个单位的政治生态。"

对医院党委书记一职的推辞也反映出李某某对党建工作的不重视，以及对干部职工党性、纪法和医德教育的忽视。正如李某某在忏悔书中所写："在院长负责制的旗号下，推行业务挂帅、专家治院理念，重业务轻党建。"

调查发现，省人民医院医务人员日常学习教育空化、弱化、虚化现象严重，针对性不强，很多科室主任以工作忙、出诊等为由，长期不参加学习。医院管理松懈，制度不健全，监督制约机制不完善，已有制度不严格执行或形同虚设。科室实行主任负责制，党支部特别是支部书记的作用没有很好发挥。长此以往，有的科室主任渐渐丧失了医者仁心，淡忘了治病救人的神圣职责，个别甚至演变成眼里只有钱财利益的奸商。

医疗器械采购、耗材选定、药品购进开出、项目工程建设等，都成了他们互通款曲、谋取私利的"唐僧肉"。

一些科室主任在李某某带领下和不法商人勾肩搭背。省人民医院大型医疗设备采购，程序上都要经过公开招投标，科室向院里上报采购计划和申请，并负责验收和付款签字把关。为了使向自己行贿的推销商能够顺利中标，一些科室负责人通过向经销商提供特定技术参数，进行倾向性招标。

一些科室存在以赞助费名义向经销商索要好处费、收受药品回扣设"小金库"私分、将患者介绍到院外或私人门诊从中收受好处费等问题。四任设备处负责人、两任基建办主任"前腐后继"，都发生违纪违法行为。省人民医院有多名科室主任、中层领导因违纪违法受到查处，有的被移送司法机关处理。

在李某某案件审理当天，省纪委监委组织全省医疗卫生系统党员领导干部参加旁听，利用身边事教育身边人。旁听了案件审理的某医院领导干部表示："李某某的案例告诫了广大医务工作者，医人需先医己心，一定要以李某某为鉴，不要让私欲灼伤医者仁心，更不要让医生这一神圣职业蒙羞。"

省卫生健康系统围绕李某某案组织开展集中整治医疗卫生行业不正之风和腐败问题专项行动，帮助从事医疗卫生工作的党员干部对比案例找问题，对照问题找原因，找准原因添措施，切实增强"主责主抓，监责常抓，务必紧抓不放"的紧迫感和责任感。同时树立"贪如火，不遏则燎原；欲如水，不遏则滔天"的观念，把近年来全省医疗卫生系统党员干部违纪违法案件进行通报曝光，抓好"以案促改"落实，遏制医疗卫生行业侵害群众利益不正之风和腐败问题。

医界"明星"的错位人生

——广西壮族自治区某市工人医院原党委委员、医学检验科主任戴某某案警示

2019 年 5 月 10 日,广西壮族自治区某市工人医院原党委委员、医学检验科主任戴某某因被控受贿 968 万元,在人民法院出庭受审。

戴某某曾是医界"明星",头顶无数光环:名牌大学博士学历,主任技师,博士研究生导师,大学教授,某市工人医院党委委员、工会主席、院长助理、医技系统主任、医学检验科主任,以第一作者发表 SCI(美国"科学引文索引")论文 6 篇,作为第一负责人承担国家自然科学基金两项……

随着庭审的深入,一个"错把公权当私权、错把公利当私利"的医界"蛀虫"无所遁形,教训可谓发人深省。

金钱诱惑,心存侥幸

早在 2005 年,某医疗设备公司已经是工人医院的医疗

器械供应商。平日里，该公司总经理叶某有事没事经常到戴某某办公室喝茶聊天，一来二往，两人逐渐熟络。2009年春节前的一天，叶某来到戴某某办公室，借介绍这几年公司和医院的业务发展情况之机，见四周无人，便将装有10万元现金的浅绿色食品袋放进戴某某桌子里，然后快速离开办公室。初尝甜头的戴某某心花怒放，如"醍醐灌顶"般悟出了"真谛"，也由此打开了他贪欲的闸门。

之后，叶某为了公司能在竞争中持续给医院提供医疗产品，取得最大利益，极力寻求戴某某的"支持"和"关照"，想方设法与戴某某形成稳定的"细水长流"式的利益合作关系，先后19次共计送给戴某某670万元。因为叶某长年不断"进贡"，在2009年至2018年期间，戴某某在医院产品采购中对叶某照顾有加，长期为叶某和他的公司谋取利益提供便利。

一次次利益得逞，一步步放开胆量

戴某某对医院检验科的人、财、物全面负责，尤其对检验科用的设备、试剂、耗材等新产品的进入、推行、使用具有关键的话语权和决策权。据戴某某交代，科室所使用的一切医疗器械产品均由他本人提出申请和审批把关，最具发言权，他是第一认可人、申请人、把关人。

累计给戴某某送钱超过100万元的还有医药公司代表梁

某和李某。其中，梁某先后共计送了 102 万元；李某先后共计送了 140 万元。为了搞好关系，李某每年会主动上门联系戴某某，向其推荐产品。2017 年 6 月的一天，正值中午下班，李某来到戴某某办公室，再次向戴某某介绍血液流水线产品。戴某某推说产品一定要走医院流程，缺一不可，加上目前总院建筑陈旧，不能再放设备，血液流水线要到 2018—2019 年才能考虑是否重新采购。李某随即又建议产品能否放到骨科医院，戴某某表示骨科医院已有设备不能重复购买。几番建议均遭拒绝后，李某见四下无人，立马塞给戴某某一个袋子，便匆匆离开。戴某某回家打开袋子，里面共有 11 万元人民币，百元面值，一万一捆。面对金钱诱惑，"心魔"驱使，戴某某帮助李某将其所在的医疗公司业务量从 2010 年的 100 万元左右逐年扩展到后来的 500 万元左右。手握重权的戴某某，在医院监管机制存在严重漏洞的情况下，一次次利益得逞，一步步放开胆量，跌入腐败深渊。

信念塌方，积重难返

金钱诱惑的面前，戴某某也曾有过十分激烈的思想斗争，也曾想过党纪国法的严惩，也曾受过道德良知的谴责，然而，在权衡利弊得失后，戴某某还是心存侥幸，以为自己做得神不知鬼不觉。"小洞不补，大洞受苦"，从此戴某某走上了一条不归路，甚至在党的十九大后仍然收受贿赂，将自己推向违法犯罪的深渊。戴某某利用职务上的便利非法收受他人财物，共为相关5家医药公司谋取利益。根据调查，戴某某将大部分回扣款都放到股市以及他妹妹和妹夫名下的证券账户，还有一部分用于个人及家庭开支。

因涉嫌违纪违法，戴某某于2018年6月被某市纪委监委采取留置措施。戴某某如实供述了自己的违纪问题，并陆续交代了纪检监察机关尚未掌握的犯罪事实。随后，退还赃款968万元。同年9月20日，戴某某被依法逮捕。

"我作为医务工作者，本职应该是救死扶伤，一切为病人服务，结果我走上了违法犯罪的道路，主要是自己贪婪。"戴某某在忏悔中深刻认识到自己的严重违纪违法行为，深感懊悔和惭愧。作为党和组织培养的领导干部，没有以身作则，在金钱的诱惑下，丧失党性原则，世界观、人生观、价值观严重滑坡，犯下不可挽回的严重错误。对于组织的这次审查，戴某某表示一定会积极配合，全面、如实、彻底地交代问题，并争取得到组织上的从宽处理。然而，积重难返，悔之晚矣。

医生乃是救死扶伤、悬壶济世的神圣职业，面对的是鲜活个体的健康和生命，责任之重，重于泰山。医者仁心，为医先为人，为人先修身。很多时候，对于医生而言，除了医疗水平高超之外，拥有一颗仁心更为可贵。同时，医院方面应进一步规范医疗器械购销行为，完善议价程序，构建风清气正的购销环境。

"夫以铜为镜，可以正衣冠；以史为镜，可以知兴替；以人为镜，可以明得失。"戴某某案值得广大党员、干部和医务工作者警醒和反思，只有把权力关进制度的笼子里，清廉自守、洁身自好，才能防止后来者重蹈覆辙。

久病入髓终自毁

——云南省某州中医医院原党委副书记、
院长沈某留案警示

他曾不惧新冠病毒的凶险，与疫魔竞速，为使命担当，却未能抵挡"金钱"病毒的侵蚀，讳疾忌医，病入膏肓而不自知。他从医多年，开出数不清的药方，治愈无数人的疾病，却偏偏医不好自己入骨入髓的"贪腐病"。

他就是云南省某州中医医院原党委副书记、院长沈某留。2021年5月22日，沈某留因严重违纪违法，被开除党籍、开除公职，涉嫌犯罪问题移送检察机关依法审查起诉。

出身贫寒农家，立志行医救人

1966年3月，沈某留出生在云南腾冲的一个贫苦农村家庭。因为疾病，他的母亲8岁时经历了丧父之痛，后又因无钱就医连失两子。沈某留出生后，母亲为其取名"留"，以此祈福留住生命，留住亲人。自幼尝尽了生活艰辛，目睹了病魔残酷的沈某留，立志从医，发愤图强，以全班第一的成绩考入中医大学，希望能为亲人消除疾病带来的身心之苦。

大学毕业后，沈某留如愿成为一名医生。他尽心尽力为病人服务，还经常给农村的孤寡老人免费看病，自贴药费。几年下来，小有名气。后来，沈某留调入党政部门工作。虽不再行医，但他不忘从医初衷，秉持一颗医者仁心，在从政仕途上磨砺成长。

2015年6月，沈某留任某州第二人民医院（某州中医医院更名前）党委委员、院长。重回医疗卫生岗位，站在曾经战斗过的地方，沈某留满怀雄心壮志，带领干部职工大搞基础设施建设，大力发展中医药、民族医药事业。短短几年，医院硬件设施条件、医疗服务水平等实现了质的提升。

新冠疫情暴发后，沈某留作为治疗专家组组长，全身心投入到这场与病毒赛跑的战事中。"我开出了中药处方，研究制定《新冠肺炎中医防治方案》，第一时间指导当地医院使用中医药参与治疗，并与患者视频通话，叮嘱注意事项。那些患者出院以后还经常与我联系……"曾经有多么荣耀，如今就有多么苍凉。接受审查调查的沈某留，双眸空洞迷离，就像失了灵魂的木偶。初心易得，坚守实难。当初那个肩可担起草长莺飞、眼能容纳星辰大海的少年，早已被无情改变，空留一片岁月的滩涂。

搞政治攀附，竟是"无奈之举"

"如果项目不能落地，我如何树立威信？又如何在医院立足？我别无选择。"当上院长不久，沈某留就遇上了儿科综合业务楼建设工程项目这一大考验。面对激烈的竞争和错综复杂的关系，善于心计的他动了"找领导打招呼"的歪心思，找到了时任州委书记王某某。在王某某的干预下，州中医医院儿科综合业务楼建设工程项目得以"顺利推进"。

馈赠的"礼物"，早已在暗中标好了价格。在项目推进过程中，王某某顺势将该项目揽给自己的特定关系人李某某并非法牟利。沈某留以该项目的实施作为政治攀附的"敲门砖"，一味迎合并满足王某某的授意和条件。他利用职务便利，违规干预和插手项目招标投标，帮助李某某围标串标，并最终让李某某顺利中标。

在期望着儿科综合业务楼建设投入使用的同时，沈某留也在憧憬着攀附"大领导"的甜头。为靠稳王某某这棵"大树"，捞取更多更大的政治资本，他对王某某百依百顺、无微不至，投其所好，多次违规使用公款，邀请省内外专家到某地为王某某及其亲友做诊疗。甚至因担心"见外"而影响和王某某的关系，先后4次收受了李某某送给的感谢费共计人民币23万元。

信念一旦破了口，私欲就会生出罪来。不信组织信关系，不靠努力搞依附，沈某留履新的"扣子"扣错了。

擅玩"变脸术"的"两面人、两面派"

据办案人员调查，沈某留说一套、做一套，当面一套、背后一套，对上一套、对下一套，是典型的"两面人、两面派"。

"我热爱党，热爱人民，热爱医疗卫生事业。"沈某留曾多次在不同场合向组织表白，要把医院办成一所让党放心，受人民群众喜爱，群众看得起病、看得好病的人文医院。可现实却有天壤之别。经查，2016 年至 2019 年，某州中医医院违规乱收费 230 万余元，其中，擅自设立收费项目，扩大收费范围，向就医的患者违规收取各项医疗费用 94 万余元，极大地增加了群众负担，侵害了群众的切身利益，破坏了党群关系。

在干部职工眼里，这位院长会"变脸"。对待领导和专家，沈某留笑脸相迎，热情周到。为攀附王某某，他表面以个人名义利用节庆之机邀请专家到某地坐诊，实则为王某某及其亲属进行治疗保健，为其与相关专家的私人关系提供休闲旅游，用公款接待，用公款购买赠送土特产品和纪念品。面对干部职工，他却耍官威，搞"家长式""一言堂"。2018 年，他未经班子会及相关会议充分讨论，强行推动医院绩效制度改革，违规发放奖励性绩效奖金1435万元。由于缺乏公开透明，绩效分配在干部职工中引起强烈反响，激化了内部矛盾。2019年，他又在资金紧张、条件不成熟的情况下，未经班子会及相关会议充分讨论，违规决策采购价值高达990万元的医疗设备，造成该设备长期闲置和浪费。

2019年11月，王某某因严重违纪违法，接受审查调查。作为与王某某来往过密的关系人，沈某留始终心存侥幸，被警示教育大会公开点名后，依然缄默其口，在组织面前耍"两面派"，做"两面人"，在外公开声称自己与王某某"没有任何关系"。2019年12月，省纪委监委对沈某留进行询问，随后2020年4月，州委巡察办又对沈某留进行谈话，他不仅没有珍惜机会向组织如实说清问题，还拍着胸脯保证自己清清白白，甚至之后仍不收敛不收手，继续非法收受他人大额财物，对党的纪律和规矩毫无敬畏。

沈某留对党不忠诚不老实，没有正确对待手中的权力。自己误入歧途的同时，也带坏了队伍，败坏了风气，管党治党失职失责。他任院长期间，州中医医院部分党员干部职工也因违纪违法被查处。

感情用事，迷了双眼，蒙了心智

作为一名接受党纪国法教育多年且在政法、纪检部门工作过的党员领导干部，沈某留岂会不知收受他人财物是违纪违法的？"我不缺钱，但我太重感情，实在走不出'人情关'。"原来，他把人情带入了工作，沉沦"围猎"无法自拔。

"他特别能缠人，我推脱不过才收了他的钱。"沈某留为不法商人刘某某顺利获得儿科综合业务楼建设项目施工合同，向项目承包商说情打招呼，先后3次收受刘某某送给的人民币21万元。"他送钱很'隐秘'，藏在礼品里，或用物品掩盖起来。"沈某留交代，每次刘某某离开后，自己才发现，也多次让他把钱取回，但他一直推辞，次数多了，沈某留抹不开情面，也就"心照不宣"地收下了。

"他从未向我提出过任何要求，却'不求回报'地关心着我。"沈某留到省外参加医博会，因地点离城较远，交通出行不便，几乎每次下飞机都让不法商人万某某全程接送。沈某留不喜欢到饭店应酬，万某某也不强求，两人就简单地吃碗面，不谈公事只聊生活，气氛轻松自在。念及"已成了很好的朋友"，几次医院需要采购的医疗器械，沈某留总是提前将有关参数提供给万某某。同时，沈某留也没有拒绝"分享"，坦然地收下了其送给的人民币52.5万元。

"得此知己，我这一辈子，值了。"沈某留口中的"知己"，正是不法商人周某某，早前因在棉签、医用纱布等医疗耗材供应中的诚信服务，得到了沈某留的赏识，一来二去，有了交情。王某某落马后，沈某留被省纪委监委谈话，外界议论纷纷，其终日惴惴不安。就在众人避而远之时，周某某意想不到地敲开了沈某留的家门。"现在你也帮不上我了，但我还是想来看看你。以后家里有困难，我能帮一定帮。"三言两语的"兄弟情深"，直击沈某留脆弱的心灵。泪眼蒙眬的他，没有推辞，"感恩"地收下了周某某"雪中送炭"的"精神慰藉"人民币 30 万元。

掀开温情的面纱，真相往往是丑陋的。沈某留眼中的"知己""好友"，看中的不过是他所在的"位子"、手握的权力，可他却被这些披着人情外衣的交往，以"情谊"为遮羞布的关心，迷了双眼，蒙了心智。

经查，2015 年 6 月至 2020 年 12 月，沈某留在担任某州中医医院（某州第二人民医院）党委委员、副书记、院长期间，利用职务便利，为不法商人刘某某、万某某、周某某等人提供帮助，谋取利益，先后非法收受他人送给的财物共计人民币 170 万余元。

在生活中，沈某留同样肆意放任自己的感情。他为亲情动公权，利用职务便利和影响，为亲人谋取利益达 100 万元。

机关算尽终成空

"聪明""有经济头脑"，是身边人对沈某留的评价，遗憾的是他用错了地方。

收受的财物数额较大，沈某留打起了以钱生钱的"如意算盘"。他将违纪违法所得直接出借或以 1%、1.5% 不等的月利率放贷给身边的商人老板，从中获利人民币 21 万余元。

为掩饰隐匿违纪违法所得和防备日后被组织查处，他以"还款""购房"等理由，要求他人帮助其转移违纪违法所得人民币 122.5 万元。

为编造合法收入来源，沈某留在 2017 年领导干部个人事项报告中，虚增房产交易价格 100 万元。

为证明自己没有违规借贷，沈某留向组织撒谎"出借给他人的借款中，有 50 万元是从亲人处借来的"，实际上，这 50 万元系他收受的贿赂款。

党纪国法的利刃一出鞘，纵使机关算尽，不过是聪明反被聪明误，"黄粱一梦"终成空。

在办案人员的教育和引导下，沈某留终于打开心结，找准症结，深刻认识到自己缺乏党性修养和政治定力，带头违纪违法造成的严重后果。"我知错认错悔错，知罪认罪悔罪。恳请组织给我一次改过自新、重新做人的机会，我将用余生报效党和组织的重生之恩……"一字一泪，沈某留幡然悔悟、追悔莫及。

医人须先医己心。莫让私欲灼伤医者仁心，给神圣的职业蒙了羞。沈某留放松对自己的约束和要求，漠视党纪法规，把廉洁从医当作"耳旁风"，甘于人情"围猎"，最终"染病成疾"、身陷囹圄，无缘再用一流的技术救死扶伤，令人扼腕叹息。

乡镇卫生院长的贪婪之"病"

——福建省长汀县某卫生院原院长戴某林案警示

"眼看他起朱楼,眼看他宴宾客,眼看他楼塌了……"熟悉长汀县某卫生院原院长戴某林的人,每每想起他的成长和堕落轨迹,恐怕都会情不自禁地想起《桃花扇》中的这段唱词。

戴某林,先后担任过长汀县多地卫生院副院长、院长等职,履历不可谓不丰富,但要说其职业生涯的"高光时刻",无疑是他自2006年至2018年担任长汀县某卫生院院长这段时间,他通过努力把某卫生院从一所普通的乡镇卫生院发展为全县最大的卫生院。但令人惋惜的是,在耀眼的光环下,戴某林理想信念发生动摇,没能正确对待手中的权力,在经济利益驱使下,经不起诱惑,以身试法,最终断送了自己的前程。2019年7月26日,戴某林因涉嫌严重违纪违法被长汀县纪委监委留置调查,同年10月26日,戴某林被开除党籍和公职,移送检察机关审查起诉。

被耀眼的荣誉光环迷住了双眼，私欲开始膨胀

走进长汀县某卫生院，人们很难相信这只是一家乡镇卫生院——楼房气派、布局合理、设施齐全，数座崭新的大楼拔地而起，集医疗、养老、护理、康复、健身、休闲于一体。某卫生院从一个简陋的乡镇卫生所一跃成为全县首屈一指的综合性卫生院，戴某林可以说是功不可没。自2006年担任某卫生院院长以来，乘着基层医改的春风，戴某林多方筹措资金完善基础设施，积极探索医养结合模式，在某卫生院建立起了全省农村地区第一家医养服务中心，戴某林自己也因此成为炙手可热的"明星"院长，收获赞誉无数，一时风光无限。

然而，正是在自己一手打造的"王国"里，戴某林渐渐被耀眼的荣誉光环迷住了双眼，私欲开始膨胀，把集体创造的成绩，归结为个人能力和本事，思想上起了变化，一步步放松了自我要求，人生之舟驶上了一条通往悬崖深渊的不归路。

2006年至2018年，戴某林在担任某卫生院院长期间，违反政治纪律，对抗组织审查；违反中央八项规定精神和廉洁纪律，收受可能影响公正执行公务的礼品；违反生活纪律，与他人发生不正当性关系；违反法律法规规定，利用职务上的便利，骗取某卫生院公款非法占为己有；违反

法律法规规定，利用职务上的便利，多次索取或非法收受他人所送的贿赂；利用职务上的便利，挪用某卫生院公款用于营利活动。

把"潜规则"当成公开的规矩，不放过每一次捞钱的机会

贪欲本就是人性的弱点，如果不能从思想上严格控制，贪欲就会成为心魔，让人患上贪婪的大病，最终走向不归之路。戴某林也不例外，作为"炙手可热"的卫生院院长，自然而然会受到一些别有用心的商人"围猎"，随着灯红酒绿的"入侵"、"利益之友"的攻克，在"功成名就"面前，在一次次"小意思"和"好处"面前，戴某林内心贪欲渐渐苏醒，愈陷愈深，难以自拔。

戴某林任某卫生院院长期间，面对药品回扣、设备回扣、材料回扣等在医疗机构十分盛行的"潜规则"，不仅没有提高警惕，反而是心照不宣地随波逐流，在"潜规则"面前"亦步亦趋"，把"潜规则"当成公开的规矩，见好处就伸手，工程建设拿"感谢费"，医疗设备和耗材采购要"回扣"，不放过每一次捞钱的机会，眼中完全没有纪律和规矩，心中没有一丝一毫敬畏。

2008年至2009年，建筑工程老板曾某在承建某卫生院病房综合大楼期间，每逢重要节日都会以年节礼的名义找

戴某林"联络感情"，每次送给戴某林5000元至1万元不等的现金，起初戴某林也曾严词拒绝，然而心理防线终究没能抵挡住"不劳而获"的金钱腐蚀，觉得收点年节礼是"小意思"，无伤大雅。就这样，戴某林前后4次收受曾某在端午节、中秋节、春节等节日所送的贿赂款共计3万元，而他也"投桃报李"，在工程验收和结算拨付方面为曾某大开方便之门。

尝到甜头的戴某林把收受工程老板送的年节礼当成了一笔"固定收入"，2011年至2017年前后7年间收受在卫生院承接零星工程的老板李某所送的年节礼共计8.4万元；甚至变本加厉，在工程发包前就和承包人商定好分成比例，然后再将工程直接发包给指定的承包人。2013年至2016年间，某卫生院另一零星工程承包人刘某每次收到工程结算款后，都会将一半的利润送给戴某林，先后送给戴某林16.7万元。

放纵欲望的后果就是愈陷愈深，戴某林就这样一步步放任自己的贪欲，直至"病入膏肓"，在违法犯罪的道路上越走越远。几年时间，戴某林利用其担任某卫生院院长的职务便利，大肆索取、收受贿赂达63万余元。

把公款账户当成了自己的"提款机"，化公为私驾轻就熟

戴某林在担任某卫生院院长期间，因为个人能力以及

威望，很快就将卫生院的大小权力掌握在自己手中，大小事情都需要他同意后才能实施，权力集中带来的好处让他沉浸在"一支笔""一言堂"的快感中，同时也为他把贪婪的手伸向卫生院的公款上提供了操作空间。

随着卫生院的发展，越来越多的同行来某卫生院参观交流，或者上级领导来考察调研，在一拨又一拨的迎来送往过程中，戴某林从高额的接待费中觅到了"商机"。2011年至2012年间，戴某林利用手中权力，指使副院长童某在童某妻子所开的饭店，通过虚开接待费发票套取2.4万元供自己使用。中央八项规定出台以后，因为往来招待费的下降，欲壑难填的戴某林又将目光瞄准了卫生院食堂，利用院长的职务便利，以协调关系需要费用为由，指使副院长巫某、会计饶某、出纳王某，以虚报食堂采购资金的方式套取公款。2012年至2015年共计套取人民币38万余元，除了部分用于"打点"上级单位或者分给相关人员"封口"外，其余均大部分落入戴某林的腰包。

就这样，在利益面前，戴某林完全忘记了自己的党员身份，忘记了组织和人民赋予他的权力应该如何行使，而是把组织交给的"责任田"当作个人的"自留地"，把人民卫生院变成了自家的"后院"，把公款账户当成了自己的"提款机"，化公为私成了其驾轻就熟的谋取私利手段。2014年3月，为了凑钱购买商铺，戴某林直接指使出纳王某挪用了16.5万元，真正把卫生院的公款当成了自家的私产，无视纪律与法律，予取予求，好不惬意。

建立攻守同盟，意图瞒天过海

2017 年 11 月，县委巡察组即将进驻某卫生院开展巡察。得到这个消息后，做贼心虚的戴某林顿时慌了手脚，如热锅上的蚂蚁，急忙寻找"补救"措施。

最开始，戴某林仍然心存侥幸，抱着不切实际的幻想，只是把最近一次在 2017 年 4 月间收受的工程承包人江某所送的 3 万元退还给江某，并与其串供统一口径。巡察期间，因听闻曾经在某卫生院承包过工程的老板黄某意图向巡察组告发他收受贿赂的问题，戴某林立即找到黄某，退还了此前收受的 6 万元，要求黄某替其保密。与此同时，如惊弓之鸟般的戴某林担心自己套取卫生院公款用于私分或个人非法占为己有的问题败露，又召集当时参与的巫某、童某、饶某、王某等人到家里，交代他们不能将套取公款一事说出去，甚至到了被留置调查的前几天，戴某林再次召集上述人员到家里，千叮咛万嘱咐，试图和大家建立攻守同盟，隐瞒违法犯罪事实，意图瞒天过海。

然而，不正当利益勾结之下的攻守同盟不堪一击，如此"亡羊补牢"也难逃恢恢法网，戴某林被留置调查后，相关人员在强大的纪法威慑下，纷纷证实了戴某林的违法行为，并受到相应的处理。

戴某林本身是一名医术精湛的医生，也是一名出色的卫生院院长，然而面对自身的贪婪之"病"，他为什么不能为自己把脉问诊，刮骨疗毒，把自己从犯罪的深渊里拉回来呢？

放松学习是其严重违纪违法的根本原因。戴某林通过不断努力，一步一个脚印地把某卫生院发展为一流的乡镇卫生院，这些都离不开他不断努力和组织的关心，他本应戒骄戒躁，正确对待自己。但随着接触的人多了，来求办事的人也多了，他开始不拘小节，在经济利益驱使下，经不起诱惑，以身试法，最终断送了自己的前程。"由于我在生活中放松了政治理论学习，放松了思想和职业道德教育，放松了遵守党的廉洁自律的自觉性，放松了对党纪国法的学习，导致自己迷失了人生道路的方向。"

权力过于集中是其严重违纪违法的关键原因。从戴某林的岗位和职级看，他只是乡镇卫生院院长，不算什么领导，为何能收受他人贿赂达63万元人民币，贪污公款40余万元呢？主要是他个人权力过于集中，掌握着人事权、财权和重大事项决定权，基本上是"一支笔""一言堂"。一些药品商、承包商正是瞄准了戴某林手中的权力，投其所好，不惜以送钱送物等手段诱惑、腐蚀，以达到他们非法获取利益的目的。戴某林也把手中的权力作为捞取个人好处的工具，利用职权大肆敛财。

权力缺乏监督是其严重违纪违法的直接原因。医疗卫生系统虽然有相应的监督管理制度，但由于药品、耗材和设备采购专业性强，客观上造成难以轮岗交流，少数人员长期把持着采购建议权甚至是决定权，加上监管不到位，尤其是对基层卫生院院长缺乏监督，"上级监督不到，同级监督太少，下级监督不了"，失去监督的权力必然导致腐败。戴某林案以自身的惨痛教训，警示着后人不要重蹈他的覆辙！

医不自"治" 苦果自食

——广州中医药大学某附属医院系列腐败案警示

岭南的 3 月，春意已浓，红彤彤的木棉花挂上枝头。然而，对于广州中医药大学某附属医院原院长谢某民来说，却寒冷如冬。2019 年 3 月 18 日，检察机关宣布依法逮捕谢某民。从其被留置到被移送检察机关审查起诉，刚好 3 个月。

2018 年以来，在广东省纪委监委的指导下，省纪委监委驻省教育厅纪检监察组联合地方纪委监委，严肃查处了广州中医药大学某附属医院系列腐败案。该院原院长谢某民被开除党籍、开除公职，基建科副科长罗某川被开除公职，二人均被移送检察机关审查起诉；原院长陈某某，党委书记、副院长韩某某，原党委副书记、纪委书记江某某，党委副书记、副院长涂某某等 10 人被立案审查调查。某附属医院作为三级甲等中医专科医院，本应是"治病救人"的净土，却发生了班子成员带头贪腐，医院关键部门、关键岗位人员利用手中权力大肆敛财的系列腐败案件，令人扼腕痛惜，教训十分深刻。

沆瀣一气，同流合污

　　某附属医院最初只有几十名医生，病床数也少。2001年，该院和某中医院合并，并选址启动新院区建设。由于资金短缺，新院区建设启动不久就暂停了。直至2011年，在各方的大力支持下，某附属医院贷款1.7亿多元，才重新启动了新院区建设。2014年以后，某附属医院又通过向银行贷款的方式，大量采购医疗配套设备。

　　"一时之间，医院呈现出崭新的面貌，焕发出活力和生机。我们干部职工都认为某附属医院迎来了前所未有的发展机会。"该院一名职工表示。

　　然而，有一些人却动起了歪心思，嗅到了"发财"的机会。"2003年7月，因某附属医院新院区筹建工作需要，引进了有多年工程管理、监理经验的罗某川。2004年还只是筹建办工程师的他便开始收受基建工程老板张某彬的钱物，从2000元到10万元，从人民币到外币，统统笑纳。"广东省纪委监委驻省教育厅纪检监察组有关负责人介绍。

　　2012年12月，谢某民就任某附属医院院长，当年年底便尝到了权钱交易的"甜头"——收到张某彬的约请和8万元"见面礼"。从此一发不可收拾，在基建工程、设备采购、药材采购、人事招聘、干部选拔等领域大肆敛财，先后收受贿赂400多万元。

某附属医院党委书记韩某某与张某彬来往也颇多，不仅将自家房屋装修工程委托给张某彬，还让张某彬多次为其私人宴请买单。纪委书记江某某本应把好执纪监督关，却执纪违纪，多次接受张某彬、石材供应商洪某等人的宴请，并收受洪某钱物。副院长涂某某将张某彬当作自己的私人"账房"，多次拿餐费发票到张某彬处报销，连回老家时都不忘让其帮忙准备贵重礼品，以备走亲访友之需……

"此时的附属医院官商勾结、沆瀣一气，班子成员'各据一方'，深陷'圈子文化'，利益勾连的关系链越拉越长。"办案人员介绍。

手段多样，"广辟财源"

欲望的闸门一旦打开，便如洪水猛兽。谢某民、罗某川等人为了兑现手中的权力，可谓是花样繁多——

以药养"医"，肆意妄为。"长期以来，某附属医院一直存在收受药材供应商回扣的问题。"据有关办案人员介绍，2009年至2012年，原院长陈某某指使医院药剂科负责人吴某某、黄某某收受多家医药销售企业药品回扣234万余元，并安排财务人员符某专设医院"小金库"，以处理非正常财务支出，逃避监管，谋取利益。谢某民任院长后，发现医院收受的巨额回扣款是一个管理盲区，便打起了歪心思，要求黄某某每次都要将收受的回扣款先交给自己，再由自己交给符某。一倒手，谢某民将近 160 万元回扣款装入私人腰包。

恃权贪利，操纵招标。"只要是对自己有好处的，有求必应；只要是能满足个人欲望的，一定帮忙，我将党和人民赋予的权力作为满足私欲的筹码。"谢某民在忏悔书中写道。他在任某附属医院院长后，长期干预插手医院基建工程、医疗设备、药品耗材等各领域的招标采购工作，不仅默许大量围标、串标行为，甚至还要求下属违规拆分项目、伪造招投标材料。在这一过程中，谢某民获得了巨额利益。

雁过拔毛，入股谋利。罗某川作为医院内工程建设领域的"专家"，长期负责龙溪院区基建、总务工作，财迷心窍的他总能在自己经办的工作中找到"商机"。2005 年，某附属医院门诊住院综合楼监理工程招标，罗某川向老同事林某提供有利于中标的关键信息，帮助林某所在公司顺利中标，中标金额约 120 万元，院方实际支付监理费约 430 万元，罗某川得到近 30 万元"好处费"。2004 年至 2012 年间，罗某川多次帮助曾某的设计公司中标某附属医院设计项目，罗某川得到 3 万元现金及手机一部。2014 年，医院食堂实行社会化经营，罗某川设法让医院出钱购置了食堂的全部设备，让张某彬负责承包，安排其弟罗某某投入近 30 万元参与食堂经营管理，轻松持有 50% 股份。2014 年至 2018 年间，罗某某从食堂经营中获利约 150 万元。

甘被"围猎"，贪图享乐

没有人是天生的腐败分子。谢某民、罗某川等人也曾经有过理想和奋斗的青春，有过坚守原则的时候，但却从收受一条烟、一瓶酒、一张购物卡、一包土特产开始，在阿谀奉承和不法商人的"围猎"中逐渐迷失了自己。

谢某民在自述材料里讲，"随着工作的不断调整、岗位的不断变化，与外界接触越来越多，各色事物迎面扑来，各色人等接踵而至，各种宴请杯盏交错，各种活动频繁转场，各种清浊潮流汹涌翻滚。渐渐地，觉得这才是真正的生活和工作……更喜欢广交朋友、外出应酬了，更喜欢听恭维的话、接受溜须拍马了"。

谢某民上任院长后，下属阿谀奉承，不法商人老板趋炎附势，求职的、求关照的、求晋升的、想承接项目的、想销售医疗设备的……纷纷找上门来，无一例外地都给谢某民送了现金和高档礼品。

除了投其所好、送钱送物外，还有人主动提供"保姆式服务"来满足其虚荣心。广州某医疗器械有限公司法人代表朱某某曾是谢某民的学生，谢某民担任某附属医院院长后，朱某某主动包揽了谢某民家中的大小事务，谢某民女儿出国读书、置业，朱某某多次送去钱物，并美其名曰为其"缓解压力"；谢某民女儿回国，朱某某提前订好机票；谢某民女儿毕业典礼，朱某某主动陪同其夫妇二人出国参加，安排好所有行程。"甚至安排人每周定时向谢某民家配送新鲜蔬菜瓜果。"有关办案人员介绍，相应地，朱某某也包揽了同期某附属医院的多个医疗设备采购项目，"他们的师生关系成了掩人耳目的遮羞布"。

罗某川亦是如此。作为某附属医院基建、总务等重点领域的"把关人"，罗某川自然会得到工程老板的特殊照顾。张某彬就是经常"照顾"他的人之一。除了日常的宴请、送钱、送物之外，张某彬经常邀罗某川的家人一起搞家庭聚餐，还自告奋勇当起了孩子的人生导师，建议孩子出国读书，并持续关心孩子在外国的生活。这样的感情投资让罗某川感到既温馨又体贴，便通过泄露标底、幕后操纵、伪造招投标文件等方式，帮助张某彬顺利承接项目，工程总造价约2.4亿元，罗某川直接受贿近70万元。

在被移送检察机关审查起诉前，罗某川曾给儿子写了一封信，告诫其子："无论身在何方都要遵纪守法，不收任何不义之财，哪怕送给你的人是你的朋友！这些话说得容易，真正在一生中能做到就很难啊！"

昔时意气风发，眼前颓然痛悔；昔时侃侃而谈，如今叹息自语……然而，悔之晚矣！

警示点评

　　医者，悬壶济世、救死扶伤。医药领域是维护人民群众健康的主阵地，关系到广大人民群众最关心、最直接、最现实的健康权益。党的十八大以来，以习近平同志为核心的党中央高度重视卫生健康事业。经过十多年努力，我国已经建立起世界上规模最大的基本医疗保障网，医疗卫生服务体系不断完善，公立医院改革步伐明显加快，基本公共卫生服务均等化水平稳步提高，公共卫生整体实力和疾病防控能力上了一个大台阶。特别是三年新冠疫情期间，在习近平总书记和党中央坚强领导下，全国医疗卫生系统及数百万名医务人员众志成城、共克时艰，取得了疫情防控重大决定性胜利，用实际行动践行了敬佑生命、救死扶伤、甘于奉献、大爱无疆的崇高精神，为我们创造人类文明史上人口大国成功走出疫情大流行的奇迹作出重要贡献。

　　但从马某某、张某、方某某、段某某等人的违纪违法案件看，他们都是有着深厚学术背景、较高医学造诣的"专家"，甚至有的是全国学科带头人，享有国务院特殊津贴，却对自己出现的腐败问题听之任之、无法自医，让本来光辉的人生就此折戟，由"白衣天使"变成了肆意贪腐的"魔鬼"，充分反映出医药领域腐败问题仍然易发多发，反腐败斗争形势依然严峻复杂。从整体上看，医药领域的腐败问题涵盖了医药行业生产、流通、销售、使用、报销的全链条，涉及医药行政管理部门、行业学（协）会、医疗卫生机构、医药生产经营企业、医保基金等全领域，具体表现为：医药领域的一些领导干部长期"靠医吃医"，医药企业"金钱开路"，医疗机构"内外勾结""集体塌方"屡见不鲜，监管部门人员权力"寻租"也非个例，严重侵害群众医疗权益，影响健康中国战略的实施。一批医院领导干部把贪婪的"黑手"伸向医保基金、药品耗材、设备采购、基建工程等方方面面，一些医院院长拿"大头"，主任拿"小头"，形成利益共同体，对医药行业生态造成严重损害。一些医院和医生为了私利给病人过度检查、过度治疗等问题依然突出，导致一些药品价格过高，不仅严重影响群众的就医感受，也使国家医保基金被大量侵占。这些问题的长期存在，严重稀释了医药事业改革发展红利，蚕食了人民群众权益，既掣肘医疗、医保、医药事业改革发展，又影响了行业形象，也危害了医疗卫生系统绝大多数人的利益。

出现上述问题的原因概括起来主要有以下方面：

一是理想信念动摇，世界观、价值观、权力观发生扭曲。由于行业的专业性要求，医疗卫生系统的党员干部和公职人员都有着较高的学历，接受过长期的教育，本应把"敬佑生命、救死扶伤、甘于奉献、大爱无疆"的新时期职业精神作为自己的毕生追求，但一些人却慢慢放松了思想改造，精神上逐渐缺了"钙"，得了"软骨病"，最终一点点背弃了自己学医从医的初心使命。

二是为民情怀丧失，被金钱所"俘虏"。"救死扶伤"本是医务工作者的天职，是他们职业伟大的体现。但一些医疗卫生系统的党员干部和公职人员却盯上了老百姓的"救命钱""保命钱"，挖空心思巧取豪夺，不仅自己廉洁上出了问题，还给自己身上的"白大褂"抹了黑。

三是纪法意识淡薄，言无所戒、行无所止。近年来，医疗卫生行政部门出台了一系列规章制度，明确了医务工作者的行为规范。但仍有一些人只把自己当成专业人员，而忽视了应受到的纪律、法律约束，严重破纪破法而不自知。

四是面对诱惑心存侥幸。当前，医药领域各种"围猎"问题依然存在。一些医药企业采取更为隐蔽、复杂的手段，为其贿赂行为披上"合法外衣"。这就导致一些医务工作者产生侥幸心理，认为接受贿赂是正常的人情往来，是"约定俗成"的"潜规则"，也就甘之如饴地"随波逐流"，最终把自己彻底推向了违纪违法的深渊。

建设健康中国离不开千千万万的医务工作者，在保障人民享有幸福安康生活的同时，还要保障医疗工作者能够清正廉洁、洁身自律。当前，加强医疗卫生系统廉洁建设要注重做好以下几个方面：

一是增强党性意识。健康是中国式现代化应有之义。推进中国式现代化，建设健康中国，必须始终坚持党对医疗卫生事业的领导。医疗卫生系统的党员干部和公职人员要提高政治站位，学懂弄通做实习近平新时代中国特色社会主义思想，弄清楚新时代党的创新理论的学理哲理、道理情理，进一步提高政治判断力、政治领悟力、政治执行力，从而更好地保持共产党人的政治本色，切实肩负起党和人民的重托。要时刻自重自省，守住内心、洁身自好、防微杜渐，不为名所累、不为利所困，常常对照初心、检视言行，把个人的努力工作与国家建设发展大局融为一体，在推进中国式现代化过程中实现个人价值。

二是树牢为民情怀。我们党是全心全意为人民服务的党，我国是人民当家作主的国家，这就决定了必须把实现好维护好发展好人民群众健康利益作为医疗卫生事业发展的出发点和落脚点，把为群众提供安全、有效、方便、价廉的公共卫生和基本医疗服务作为基本职责。当前，我国从社会主义初级阶段基本国情出发，尊重医学科学发展规律，坚持政府主导、公益性主导、公立医院主导的基本原则，落实政府领导责任、保障责任、管理责任、监督责任，不断完善制度、扩展服务、提高质量，实现健康与经济社会协调发展。医务工作者要把人民群众始终摆在首要位置，始终心里装着群众，时时、处处为群众着想，通过自己的不懈努力，让卫生健康发展成果更多更公平惠及广大人民群众。

三是扎实开展全国医药领域腐败问题集中整治工作。为进一步促进医药事业发展进步，保障人民群众健康权益，2023年国家卫生健康委会同教育部、公安部等9部门共同启动了为期1年的全国医药领域腐败问题集中整治工作，以问题为导向，聚焦医药行业"关键少数"和关键岗位，坚持全面覆盖、聚焦重点，集中突破、纠建并举，统一实施、分级负责等原则，对医药领域行政管理部门以权寻租；医疗卫生机构内"关键少数"和关键岗位，以及药品、器械、耗材等方面的"带金销售"；接受医药领域行政部门管理指导的社会组织利用工作便利牟取利益；涉及医保基金使用的有关问题；医药生产经营企业在购销领域的不法行为；医务人员违反《医疗机构工作人员廉洁从业九项准则》等问题，开展全链条全领域全覆盖的系统治理。通过集中整治工作，逐步建立完善一系列长效机制，构建风清气正的行业氛围，为医药卫生事业高质量发展提供有力保障。

四是坚决查处医药领域腐败案件。对医药领域腐败问题存量线索，要全面起底，梳理重点督办问题线索清单，重点排查分析医药领域飞行检查、审计监督、巡视巡察、信访举报等发现的问题线索。对重大问题和典型案件，可以组织挂牌督办，必要时提级办理。紧盯重点领域重点对象，必须紧盯"两个关键"：一个是"关键少数"，包括各级各类医药领域行政单位、公立医疗卫生机构、有关社会组织中的领导干部特别是领导班子成员；一个是关键岗位人员，尤其是公立医院内药品、耗材、医疗器械采购、检验检查和行政、后勤、基建等重要岗位人员，深挖彻查权力"寻租"、利益输送、以权谋私等违纪违法问题。坚持受贿行贿一起查，加大对行贿行为的惩治力度。对查办案件中涉及的行贿人，要依法严肃处理，重点查处多次行贿、巨额行贿、向多人行贿的行为，该移送司法机关的坚决移送，坚决斩断"围猎"和被"围猎"的利益链。

五是强化廉洁教育。坚持正面教育与反面警示相统一，坚持严惩腐败与严肃教育紧密结合，督促相关职能部门和各级公立医疗卫生机构党组织大力开展医德医风和行业自律教育，弘扬党的光荣传统和优良作风，提高医药行业从业人员的使命感和"免疫力"。要跟进开展警示教育，用好"身边人""身边事"，以案明纪、以案说法，教育引导广大党员干部和医药行业从业人员知敬畏、存戒惧、守底线。坚持祛歪风与树新风相结合，要督促医药单位把防治隐形变异、风腐一体问题摆在重要位置，深入分析不良作风新动向新表现，既清查老问题，也关注新苗头，不断压缩腐败滋生的空间。加强医药行业廉洁文化和医德医风建设，引导医疗机构党员干部和公职人员秉公用权、廉洁行医、遵守职业道德，促进医药企业诚信经营、规范运营，履行社会责任。

三、实践探索

近年来，纪检监察机关扎实推动一体推进不敢腐、不能腐、不想腐方针方略在医疗卫生系统的落实落地，加强以案促改、以案促治实践探索，持续净化医药领域政治生态和工作环境。加强廉洁教育，做好查办案件的"后半篇文章"，最关键的是结合自身实际，有针对性地查摆整改。本篇通过收集各地区各部门以案促改实践，引导和启示医疗卫生系统党员干部和公职人员从中汲取警示教训，借鉴整改经验，将其转化为自身加强廉洁自律、筑牢拒腐防线的力量源泉。

严查医药领域隐蔽利益输送

习近平总书记在二十届中央纪委二次全会上强调，反腐败斗争形势依然严峻复杂，遏制增量、清除存量的任务依然艰巨。必须深化标本兼治、系统治理，一体推进不敢腐、不能腐、不想腐。二十届中央纪委二次全会公报提出，"坚决查处新型腐败和隐性腐败"。

国家市场监管总局通报5起反不正当竞争专项执法行动典型案例，其中2起是发生在医药行业的以科研赞助、支付回扣形式进行的商业贿赂事件。通报称，随着对商业贿赂案件查处力度不断加大，一些医药企业采取更为隐蔽、复杂的手段，为其贿赂行为披上"合法外衣"。比如，有的企业以赞助科研经费、学术会议费等名义，进行不法利益输送；有的在医药购销环节给付医院工作人员回扣；有的通过生产环节虚抬药品价格、流通环节虚假交易等方式套取资金进行贿赂。

医药行业风腐问题隐形变异有哪些新动向？如何发现问题线索，深挖彻查隐蔽利益输送？

平日里穿戴普通、开二手车的医院院长
私下大肆收受药品回扣

若不是一名行贿人揭开盖子，黑龙江省大兴安岭地区呼中区人民医院干部职工很难想到，院长贺宪伟——那个平日里穿戴普通、开二手车、生活节俭的人，竟会在上任不久便大肆收受药品回扣。

2014年6月，任院长半年多的贺宪伟，主动联系黑龙江省某医药公司董事长何某某，双方约定在一条僻静胡同见面。贺宪伟以"不给回扣不用药"相要挟，最终商定何某某自当年8月起，按呼中医院在该公司采购药品总额的15%给贺宪伟回扣。

何某某事后回忆："我当时一想，不答应他，有可能就不从我们这里进货了。一狠心便同意，如果全从我们这里进货，15个点可以。后来贺宪伟又附加了两个条件，第一，必须是现金；第二，必须保密，否则就不再合作。"

此后，贺宪伟如法炮制，将收受回购之手伸向另外两家医药公司。

据专案组介绍，为减少暴露风险，贺宪伟同药商见面商讨回扣事宜，均选择没有摄像头的地方；收受回扣时，要求单独见面，每次联系使用不同号码，交易地点在两区交界处的公路上；交易迅捷，几十秒内完成，无语言交流，不下车，

收钱即走；回扣均为现金，通过亲属存入外地银行。

2019 年，随着国家对药品采购管理制度的完善，"集采"后供药商药品利润空间变小，给贺宪伟 15% 回扣后，药商几无利润可言。何某某一直想与贺宪伟商谈降低回扣比例，但每次见面贺宪伟都不说话，收钱后立马离去，前后不到十几秒。

2020 年 12 月的一天，何某某提前到达约定地点，想着这次定要让贺宪伟降低回扣比例。贺宪伟的车终于出现了，车停稳后，何某某驱车靠近，熟练地把装有回扣的黑色塑料袋，从副驾驶车窗放到贺宪伟车的副驾驶座上："贺院长，我们谈谈——"话音未落，就被"嘘"的一声打断，贺宪伟用食指做出"静音"手势，然后摆摆手，开车走了。

据专案组介绍，贺宪伟医疗腐败案涉案金额大、持续时间长，涵盖药品和医疗器械两大领域，涉及全国 10 余家医药、医疗器械公司。由于受贿行贿双方均有较强防范意识，犯罪行为隐蔽性强，增加了查处难度。然而，2021 年 7 月，当地纪委监委在查办另一起案件时，一名行贿人主动交代了向贺宪伟行贿的问题线索，其精心编织的受贿网络被捅破。

贺宪伟涉嫌职务犯罪案件，是大兴安岭地区建区以来查处的医药领域最大的腐败案件。经查，贺宪伟任医院院长期间，私自决定药商，收受药品回扣款 308 万余元；违规干预医院改扩建工程等项目，收受好处费 67 万余元，共计收受钱款 375 万余元。贺宪伟被"双开",其涉嫌犯罪问题移送检察机关依法审查起诉。

医药领域风腐问题不断隐形变异、迭代升级

随着查处力度不断加大,医药领域风腐问题不断隐形变异、迭代升级。

——人前"清廉朴素",人后扮演"操盘手",受贿人作案隐蔽化

浙江省杭州市富阳区第二人民医院原党委委员、副院长孙志龙依靠掩盖身份,操控医药回扣利益链。在与医药公司、医药代表联系时,以其表弟费某名义出面;在向医生发放药品回扣时,由其亲属出面、中间人做过渡;赃款走账时,账户皆以亲朋名义开具……通过精心伪装,孙志龙先后 196 次非法收受药品回扣,共计 1600 余万元,其因犯受贿罪被依法判处有期徒刑十二年,并处罚金 200 万元,对其受贿所得予以没收,上缴国库。

——隐藏身份,幕后操作,行贿人警惕性增强

据贺宪伟供述,其曾收受某医药代表"小张"的回扣款,讯问其人是谁,只知是女性,40 多岁,不知真实姓名,也无联系方式。根据最后一次大概的送钱时间及相关信息,办案人员调取了 300 多张照片,经贺宪伟指认,"小张"竟不在其中。办案人员扩大范围,在 3000 多张照片中,贺宪

伟一眼认出"小张"。"小张"真名吴某某，为某公司医药代表张某某特殊关系人。原来，张某某担心自己出面让人生疑，遂让吴某某出面。为掩人耳目，吴某某又以"小张"的身份出现。

——"定制式"招投标、"规避式"委托采购、"供股式"入股分红、"福利式"研讨培训，利益输送方式隐形变异，为贿赂行为披上"合法外衣"

据浙江省玉环市纪委监委主要负责人介绍，"定制式"招投标，是指利用医学专业性强的壁垒，在医药用品、医疗仪器等招投标上，巧设"技术参数""药效参数"等特定条件，打着"科技""药效"幌子，加码"定制"招投标筛选规则，变相达到与"指定"医药公司长期合作、双向受益的目的；"规避式"委托采购，是指通过私下"合计"、幕后操控，把采购"公权"变成第三方采购代理公司的私有经营行为，既能在管理上规避违规违纪风险，又能利用委托代理费、物品差价、资金周转率等做文章；"供股式"入股分红，是指医药企业通过隐形"供"股、研讨培训变相补贴、礼品药品无偿或低价兑现等方式，促使双方协商达成医药推销"高价协议"，形成医药回扣利益链；"福利式"研讨培训，是指医药公司为维系利益同盟关系，变相回馈"讨好"医疗机构管理人员及医疗职工的"普惠式""疗休养式""感情联系式"福利。

深挖彻查隐蔽利益输送，
持续纠治医药领域腐败和作风问题

医药领域专业性较强，相关违纪违法行为具有一定隐蔽性，问题不易被察觉。但贪腐手段再隐蔽，总会留下痕迹。实施"小切口"突破、"靶向式"查处，相关问题还是有迹可循。

"人、财、物管理是重要廉政风险点，医药领域下属单位多、人员数量大，日常接受业务监督检查多，但纪律监督力度相对薄弱、巡察监督深度不足，导致其监管人员存有侥幸心理。"浙江省台州市纪委监委第二监督检查室主要负责人分析，要善于抓住重点"穴位"，在强化对医疗机构"一把手"和班子成员等"关键少数"、重点岗位、医疗设备采购等方面监督时，要采取行之有效的驻点监督、交叉延伸巡察等手段，有效破除惯性思维。

为深挖彻查医药领域权钱交易、医药器材回扣、招标采购不透明等问题，台州市纪委监委通过"室组地"联动协作，建立"纪检监察室牵头、派驻机构监督、审计专业协作、卫健主体落实"工作沟通会商制度，对医疗机构及其下属机构的履职情况、廉政风险、问题线索、信访举报等开展定期排查研判，形成多维监督、同向发力、整体治理的工作格局。截至 2023 年 2 月，先后就药房托管、招标采购管理、重点岗位轮岗、多点执业、科研学术活动、大型医疗设备采购、借款欠款及经商办企业等关键环节开展专项监督12次，发现问题线索17条，党纪政务处分2人。

"医药行业虽然隐蔽，但在日常监督中留意重点人的异常行为，还是会发现蛛丝马迹。"杭州市富阳区纪委监委第一纪检监察室相关负责人介绍，2018年2月，杭州市公安局富阳区分局向该委移送了孙志龙多次参与大额资金赌博被行政处罚的问题线索。经研判，孙志龙赌博金额较大，且一起参与赌博人员有医药代表，区纪委监委成立调查组启动初核，发现其涉嫌严重违纪违法，对其开展审查调查。

办理相关案件时，"长期不变"往往是一个重要突破口，纪检监察机关可从长期合作的医药公司、长期不轮换的重点岗位、长期频繁存在的外出培训等细节入手，围绕重点岗位轮岗、科研学术活动、职工借款欠款等异常数据，层层抽丝剥茧，着重发挥好话单、账单"两单"作用，通过医药公司或第三方代理公司的资金转入、存现时间点及金额，倒查梳理利益输送人员关系，判断资金单向转（存）入、高息借贷、项目分红等现象，精准发现隐形风腐问题。

玉环市第二人民医院原党总支副书记、院长黄森潮为规避监督检查，指使某医药公司代为支付其本人购买礼卡、烟酒、滋补品等费用，共计人民币34.75万元。调查人员发现，玉环二医此前与该医药公司签订了药房托管合同，其在3年合作期间均提前预付该医药公司医药款，且提前付款未经班子商议，系黄森潮私自同意。市纪委监委由此突破黄森潮隐形权钱交易问题。

江苏省无锡市纪委监委有关负责人称，此类问题隐蔽性强，但可以通过调取医院主要供应商名录，梳理供应商账册、银行流水等方式入手调查，还可以对医院长期供应商的主要负责人进行社会关系网调查，与医院工作人员建立相关性分析，从而精准发现问题。无锡市锡山人民医院骨科原主任徐宏亮收受回扣的问题线索，就是当地市场监管部门在查办供应商戴某时从其公司账册中发现的。

将廉洁教育纳入新员工入职培训必学科目，
持续做好案件查办"后半篇文章"

针对案件暴露的短板开展专项整治。贺宪伟案发后，大兴安岭地区纪委监委紧盯医药购销、医疗服务、基建工程、卫生监督执法等重点领域和关键环节，综合运用信访举报、线索处置、明察暗访、专项检查、专项巡察等方式，查处新林区人民医院原院长刘占岭、松岭区人民医院院办原副主任董全等医疗领域吃回扣违纪违法案件，在当地形成震慑。专项整治开展以来，推动全区相关单位完善相关制度11个，制发纪检监察建议2份。

立足职能职责强化医药领域监督。针对公立医院内部监督乏力问题，无锡市纪委监委开展公立医院纪检监察体制改革，任命公立医院纪委书记为监察专员，设立监察专员办公室，与医院纪委合署办公。改革后，监察专员办公室成为上级监委在公立医院的常驻机构，而非其内设机构，履行对其公职人员的监察职责。玉环市纪委监委实行医疗领域内部巡察机制，由市委巡察办、联系派驻纪检监察组负责督促指导，市卫生健康局党委参照巡视巡察工作要求，构建职责明确、责任清晰、标准具体、追责有据的巡察工作责任体系，定期对医疗机构及其派出机构等开展内部巡察，已完成对辖区 2 家公立医院、3 家卫生机构及 11 家乡镇卫生院的全面巡察工作，共发现问题 190 个，提出整改意见 53 个，追究责任 15 人，清退款项 7.5 万余元，挽回经济损失 11.47 万余元。

督促主管部门完善制度机制。玉环市纪委监委督促玉环市各级医疗机构健全完善内控机制，并将廉洁教育纳入新员工入职培训必学科目。江苏省邳州市纪委监委督促公立医院完善药房、财务、采购管理等关键岗位轮岗监督制约机制，对医药代表实行审查备案登记制度，并签订廉洁购销协议，利用大数据建立处方抽查机制，避免高价药品滥购滥用。杭州市富阳区利用数字化手段通过整合医院内部智安医院、智慧病房、智慧医疗 3 个应用场景，以及廉政档案、人事档案、药品目录、医药代表管理、采购项目等 10 大核心数据池，实现医院核心业务权力运行的有效留痕和可追溯，斩断医药代表与医生之间的联系，管牢医生手中"提名权""处方权"。江苏省溧阳市纪委监委推动建立院务信息公开制度，及时公布招投标信息，切实保证透明性，压缩权力寻租空间。在监督落实国家、省级带量采购计划基础上，无锡市纪委监委推动市本级开展了2轮联盟带量采购，涉及医用高分子夹板、超声刀头等用量较多的4个品种82个规格产品，平均价格降幅约60%，有的品种降幅甚至超过80%。

开展医药领域警示教育。各级纪检监察机关结合查处的医药领域典型案例，及时分层分类公开曝光、强化震慑。查办徐宏亮案后，无锡市锡山区纪委监委摄制专题警示教育片《医疗耗材背后的猫腻》，应用于卫健系统观看使用，以身边事警示教育身边人。杭州市富阳区纪委监委组织卫健系统开展警示教育月活动，组织各医院领导班子、中层以上干部及重要岗位人员参加孙志龙案庭审旁听，营造庭审一案、警示一片、教育一批的效果。

（作者：韩亚栋　原载于《中国纪检监察报》2023年2月6日第4版）

医药领域的破和立

医药领域腐败和作风问题，往往会带来药品和医用耗材价格虚高、医疗费用增长过快等问题，破坏行业风气，加重患者负担，直接侵蚀群众的获得感、幸福感、安全感。民生所指，民心所向，党心所系，政之所行。2021 年以来，重庆市梁平区纪检监察机关结合查处的原梁平县人民医院院长郭某腐败案，紧盯医药领域重点部门和关键环节，聚焦解决体制性障碍、机制性梗阻等问题，通过监督推动改革、完善制度，以专项整治推动各相关职能部门深化改革，逐步消除腐败滋生土壤，让群众切实感受到反腐败的实际成果。

医药购销环节是医药领域腐败的"重灾区"

党的十八大以来，梁平区医疗卫生系统受到党纪政务重处分的有 23 人，其中因受贿被判处有期徒刑的就有 8 人。为何在医药领域高压反腐态势下，仍有人顶风违纪违法？

梳理近几年查处的梁平区医药领域腐败案例发现，医药购销领域是腐败的"重灾区"。

医药购销存在使用、采购、决策三个关键环节，三个环节本该环环相扣、层层递进，但管理不善、监督不力，可能导致三个环节存在严重廉洁风险。在使用环节，临床科室医生根据用药需求提出申请，对用药品种和数量有一定话语权，如在药品的选用上，医生可以决定多用或少用某一药商配送的药品，存在被"围猎"风险。在采购环节，临床科室医生提出用药申请后，由医院药剂科具体实施购药行为。药剂科在药品采购、调剂、审核供应商名单，以及药事管理委员会评估药品效能等方面具备重要话语权，成为不法药商的"必争之地"。在决策环节，医院院长作为购药领导小组组长对涉及购药的相关事宜拥有最终决定权，也常常是不法药商争相拉拢、腐蚀的对象。

——为敲开医院送药"大门"，不法药商选择走"上层路线"

在医药市场，随着医药销售企业数量增加，行业竞争日趋激烈。医药供货商要向某医院供药，需先向该医院药剂科提供资质完善的申请手续，再由药剂科审核把关，报药事管理委员会和购药领导小组批准。通常只要符合相关资质要求，就能进入医院配送名单，但其中存在初审是否通过、通过时间快慢等人为因素，为了敲开医院送药"大门"，一些药品企业和医药代表往往选择走"上层路线"，集中"围猎"。

在郭某案中，不法药商就竭尽全力拉拢腐蚀郭某及其妻子王某某（2006 年，郭某违反组织纪律，任用其妻子王某某担任药剂科科长一职），并利用二人职务便利为自己广开财路。其中，药商胡某在 2004 年就已进入该医院配送名单，但其销售量始终处于低位，甚至呈现负增长。为了提升药品销售量，胡某通过各种手段结识、拉拢郭某夫妇，在利益诱惑下，二人甘被"围猎"，利用手中的权力为胡某谋利，使该公司药品销售额一路飙升，在众多同行公司中"脱颖而出"。

——在药品种类上，少开普药、多开特药

医院使用的药品大致分为两类，普药和特药。普药是指广泛使用的常规药品，进价较便宜，药商配送的利润低；特药是指新品药、专科药，进价较高，药商配送的利润高。郭某案中，郭某夫妇想方设法为不法药商配送新品药、专科药大开方便之门，除了为其办手续一路"开绿灯"，还利用影响力向临床科室主任说情、打招呼，暗示科室主任多使用这些药商提供的新品药、专科药，使其获得高额利润。

——在药品数量上，主动为药商"提速冲量"

随着国家对药品价格，特别是对普药价格的规范管理，药商已很难在药品价格上做文章，便通过"冲数量"攫取高额利润。具体而言，临床医生在开处方时，在同一类药品中如果人为地向某个配送商的产品倾斜，该类药品消耗量增长，药剂科便会向该药商提出更多采购需求，该药商的药品销售数量自然也会增加。

在郭某案中，不法药商结识郭某夫妇后，利用二人的职务影响力与临床科室医生进行结交、疏通关系，最终将购药三个环节全部打通，搭建起一条完整的药品利益输送链条。在这一利益链中，药商除了为临床医生提供红包礼金、吃请送礼等，还通过郭某对其施加影响，使其多开他们配送的药品并向药剂科提出采购申请。据办案人员介绍，在不法药商的"围猎"下，郭某甚至在即将卸任院长职务之际，主动提出要为其"提速冲量"，给医院造成不良影响。

——为规避风险，变更、新增配送公司

在结成利益共同体后，药商李某、胡某公司在原梁平县人民医院销售额急速上升，业绩"名列前茅"。为了掩人耳目，让业绩在同行里不要过分显眼，同时"化整为零"，把配送公司分散开，多配送一些药品，二人提出了变更、新增配送公司的方法。郭某夫妇在明知药商变更的公司有前科且医院中层干部有不同意见的情况下，仍利用职务审批权限帮助新的公司进入配送名单。据了解，在审查调查初期，办案人员认为李某、胡某等均只有一家公司在医院配送药品，随着调查的不断深入，这些"小号"公司的面貌才逐渐被揭开。经查，在郭某和王某某的帮助下，李某、胡某二人公司在医院的药品销售额持续增长，从每年几十万元到上千万元。同时，在原县人民医院资金紧张，对其他药商延期付款的情况下，郭某夫妇仍利用职务便利，要求医院对二人公司按期付款，帮助其快速回笼资金。

多要素运用审查调查措施，严肃查处腐败蛀虫

为保证监察机关有效履行监察职能，监察法赋予监察机关多种调查措施。合理、规范、有效采取相关调查措施，是以法治思维和法治方式反对腐败的重要体现。在郭某案中，办案人员初步掌握线索后，多要素运用审查调查措施，在对审查调查对象留置的同时，适时采取讯问、询问、查询、调取、搜查、扣押、限制出境等措施，将外围调查取证与内部讯问谈话优化组合，最终取得较圆满效果。

——做细做实思想政治工作

监察法第二十条规定，对涉嫌贪污贿赂、失职渎职等职务犯罪的被调查人，监察机关可以进行讯问，要求其如实供述涉嫌犯罪的情况。第二十一条规定，在调查过程中，监察机关可以询问证人等人员。

郭某案中，其妻王某某在审查调查之初，企图以闭口不言、胡搅蛮缠等方式来逃避审查调查，内审工作一度陷入僵局。审查调查组从党性教育出发，突出健康关怀、亲情关怀、心理关怀在讯问中的作用，一步步破解其畏罪心理、侥幸心理，攻破心理防线。在办案人员耐心细致的思想政治工作下，王某某主动向组织交代了其收受贿赂为药

商牟取暴利的详细过程。

——依法严查不明来源收入

监察法第二十三条规定，监察机关调查涉嫌贪污贿赂、失职渎职等严重职务违法或者职务犯罪，根据工作需要，可以依照规定查询、冻结涉案单位和个人的存款、汇款等财产。第二十四条规定，监察机关可以对涉嫌职务犯罪的被调查人以及可能隐藏被调查人或者犯罪证据的人的身体、物品、住处和其他有关地方进行搜查。第二十五条规定，监察机关在调查过程中，可以调取、查封、扣押用以证明被调查人涉嫌违法犯罪的财物、文件和电子数据等信息。

郭某案中，为查清郭某夫妇及相关涉案人员家庭资产及利益往来情况，办案人员先后采取查询、调取等措施。通过查询、调取的海量数据比对分析，发现郭某存在大量不明来源收入，且与药商胡某之间关系紧密，二者存在不正当的经济往来，这也为后期扩大审查调查成果，迅速锁定行贿人员奠定了基础。

为查清郭某夫妇收受的赃款赃物去向，梁平区纪委监委在对二人采取留置措施后，调查得知王某某在被调查前向胡某家中搬了大量纸箱，继而依照程序对胡某的住处进行了搜查，从其家中查获涉案物品，并进行了扣押，后经查证，这些物品系郭某夫妇违纪违法所得。

——织密天网成功追逃

监察法第二十九条规定，依法应当留置的被调查人如果在逃，监察机关可以决定在本行政区域内通缉，由公安机关发布通缉令，追捕归案。第三十条规定，监察机关为防止被调查人及相关人员逃匿境外，经省级以上监察机关批准，可以对被调查人及相关人员采取限制出境措施，由公安机关依法执行。

在查办郭某夫妇严重违纪违法案中，为防止涉案人员外逃，梁平区纪委监委按程序报批，由公安机关采取限制出境措施，有效确保相关人员顺利归案，案件调查工作得以平稳进行。然而，郭某夫妇被梁平区纪委监委立案审查调查并采取留置措施这一消息发布后，药商胡某就销声匿迹了。梁平区纪委监委决定通过按程序报批追逃，并对胡某家属做思想政治工作的方式，使其主动投案。在经历了十余天煎熬后，胡某终于主动投案，如实交代了其与郭某夫妇的利益往来，案件取得重大突破。

在综合运用各项审查调查措施后，案件查办顺利推进，办案人员很快查清了郭某、王某某的违纪违法事实。经查，2007年至2021年，郭某伙同王某某利用职务便利，接受药品销售人员李某、胡某等人请托，为其在该院销售药品、结算药品款等方面提供帮助，多次收受李某、胡某所送现金共计人民币658万元。

2021年4月，郭某涉嫌严重违纪违法被梁平区纪委监委立案审查调查并采取留置措施，同年12月，郭某因犯受贿罪一审被判处有期徒刑十年六个月，并处罚金人民币80

万元，其妻王某某一审被判处有期徒刑十年二个月，并处罚金55万元。

以案促改刮骨疗毒，从医、就医环境焕然一新

2021年10月，梁平区以郭某案召开全区医疗卫生系统"以案四说"警示教育暨以案促改工作部署会，会上播放的警示教育片《20年老院长覆灭记》给参会人员以极大震动。会后，医疗卫生系统陆续逐级组织召开警示教育会，受教育人数1100余人。案发单位按照规定及时召开专题民主生活会。

——及时补齐制度短板

针对案件暴露出来的薄弱环节，梁平区人民医院立行立改，及时补齐短板。在风险防控方面，该院先后修订相关制度193项，制定药品耗材采购等相关制度11项，对职权目录、内部机构廉政风险、个人岗位廉政风险进行全面梳理，共梳理出内部机构风险点9个、个人岗位风险点62个，制定防控措施12项。

在民主决策方面，该院提出四个"一律"："人财物等重大事项一律提交集体决定""大型设备一律先由专家组论证""党委会研究事项一律向院内公开""经济事项一律先审计后支付"，把权力关进制度的笼子，坚决杜绝"一言堂"。

在医药购销方面，该院成立"采购办"和"采购工作领导小组"，实行公开竞价采购，同时还成立由院纪委书记任组长的"采购监督小组"，监督采购全过程，并受理对采购项目的质疑和投诉。

——举一反三，治理一域

"郭某案充分暴露出医疗卫生系统在加强党建引领、破除行业陋习、堵塞'医腐'源头方面任重道远。"梁平区纪委监委主要负责人表示，"要以郭某案为抓手，以点带面、举一反三，深度剖析案件背后的行业深层次原因，聚焦一案，治理一域"。

梁平区医疗卫生系统围绕党风廉政建设、运营管理、医保资金、医疗质量与安全等方面开展全面检查，查找出人、财、物等关口存在的问题 25 个。针对排查梳理出的问题，区卫健委强化了《医务人员不良行为记分管理办法》等 6 个工作制度的落实力度，出台《2021 年卫生健康系统行业作风建设工作方案》《重庆市梁平区不合理检查专项治理工作方案》等 4 个文件，完善《梁平区卫生健康委党委会议议事规则》等 6 个制度，不断强化制度管人、管事的效能。

除了加强对医疗卫生系统的监督管理，梁平区纪委监委还坚持"受贿行贿一起查"，加大对行贿人和行贿企业的惩罚力度，从源头上降低医疗腐败发生的几率。驻区卫健委纪检监察组分批次对在梁平区开展业务的药品、器材、耗材供货商和医疗机构开展廉政谈话，要求供货商同医院签订廉洁供货责任书216份，将2家出现廉洁问题的供货单位纳入黑名单，限制其与本区域内任何医疗机构签订购销合同。

——医者清，则患者乐

"现在工作环境清爽多了，没有了不必要的应酬，总算能够踏踏实实专注于本职工作。"以案促改后梁平区人民医院干部职工对前来走访的纪检监察干部说，通过以案促改，梁平区医疗卫生系统风气焕然一新。

"过去感冒开药一般都是两三百块钱，现在费用没有以前那么高，效果也不错。"在区人民医院就医的群众说。

医药采购腐败就像是一个"病灶"，清除病灶后换来的是清爽的从医环境和人民群众满意的就医环境。

据了解，经过系统治理，梁平区人民医院信访举报数量降幅达35%，采购办成立后医院节约成本2360余万元，高值及低值耗材的平均降幅在原采购价的25%以上。全区医疗卫生系统信访量同比下降10%。

梁平区纪委监委相关负责人表示："今后，我们将始终保持'零容忍'的态度，紧盯医药领域腐败和不正之风，坚决破除医药领域腐败利益链，切实保障看病群众利益，让医疗卫生系统警钟长鸣、清风常在。"

（作者：方弈霏　原载于《中国纪检监察报》2022年3月23日第8版）

医药购销领域源头正风

2021 年 9 月，国务院办公厅印发《"十四五"全民医疗保障规划》，明确提出"到 2025 年各省（自治区、直辖市）国家和省级高值医用耗材集中带量采购品种达 5 类以上"。在这之前，国家组织人工关节集中带量采购正式在天津开标。根据拟中选结果，髋关节平均价格从 3.5 万元下降至 7000 元左右，膝关节平均价格从 3.2 万元下降至 5000 元左右，平均降价 82%。

人工关节是第二个进行国家集采的高值医用耗材产品。不止医用耗材，制度化和常态化的药品集采正推动医药市场全面洗牌。随着监管层一个又一个"重拳"政策出台，医药代表这个职业迎来了"转型或消失"的特殊时刻，"中间商赚差价"的时代正走向终结。

随着药品行业竞争日益激烈，
医药代表一度偏离轨道，加剧医疗乱象

曾经风光无限的"医药代表"，正面临行业巨变。公开信息显示，知名药企恒瑞接连合并或剥离了几家销售公司，晖致、绿谷也传出了裁掉销售团队来实现成本压缩和转型升级的消息。

"对医药代表来说，转型还是失业，是许多人现在面临的问题。"一名医药代表说，随着集采、医保谈判的启动和执行，行业风向和竞争格局正被加速改变。

医药代表，是指代表药品上市许可持有人在中华人民共和国境内从事药品信息传递、沟通、反馈的专业人员。20世纪80年代，跨国药企进入中国市场，外企的医药代表随之活跃起来。

医药代表主要负责向医院传递产品的核心信息，并收集医生对自己所负责品种的信息反馈。除此之外，医药代表还会跟医生沟通相关疾病领域的最新进展和研究，赞助组织各种专业领域的学术会议。

据业内人士介绍，这些跨国药企当年招聘医药代表的条件非常苛刻，要么是有临床经验的医生，要么是药学专业的从业人员，必须能无障碍阅读医学文献并和一线医生进行专业沟通，其中不少是取得主治医师资格的医生。"不可否认的是，出于竞争考虑，他们也希望医生更多地使用自己公司生产的药物。"

然而，随着药厂数量增加，药品竞争日益激烈，一些医药代表扭曲了职业本质，与不良医疗从业者沆瀣一气，结成"利益共同体"，助推药价越来越高，引发各界强烈关注，社会对医药代表的负面评价逐渐产生。

医药代表送红包回扣等"潜规则"泛滥，
"带金销售"助推药价虚高

2021 年 8 月，中国检察网发布了一份河南省镇平县人民检察院的起诉书。起诉书显示，医药代表张某某为提高其销售药品的销售量，在 2012 年至 2019 年期间，给予河南省社旗县人民医院、社旗县中医院、社旗县妇幼保健院共 215 名医生大量现金回扣。张某某因涉嫌对非国家工作人员行贿罪、非法经营罪被起诉。

医药代表因行贿被追究法律责任，在行业中并不鲜见。随着各地整治医药购销领域腐败的持续深入，"带金销售"等"潜规则"浮出水面。

"带金销售"，是指医药企业通过给予处方医生、有进药决策权和影响力的人士回扣，以此谋取交易机会或竞争优势的不当行为。医药企业"带金销售"，是造成医药代表成为腐败助推者的根源之一。

一方愿送，一方愿收。根据公开可查的法院判决文书统计，2016 年至 2019 年间，全国百强制药企业中有超过半数被查实存在直接或间接给予回扣的行为，其中频率最高的企业三年涉案 20 多起。药企支付给招标机构、医院负责人、医药代表、医生等的商业贿赂，都要被计算在"成本"

之中，最终体现在药品售价上。

在业内人士看来，"带金销售"屡禁不止，一方面是因为其带来的业绩显著，医药代表受到利益驱动，采取不正当手段为药品谋求医院"入场券"。另一方面，从医院角度来看，也有"以药养医"，通过各种药品回扣增收的需求。一些抵挡不住诱惑的医务人员为获取丰厚的回扣，很可能多开药、开贵药、开指定药。

隐藏在医药领域的利益网、关系网，不只是"代表送红包，医生吃回扣"。江苏省无锡市第二人民医院原党委副书记、院长易利华的腐败案件，揭开了一条更加完整的利益链——医院信息系统的医生将统方数据出售给医药代表，用以准确地对医生进行公关，实施贿赂。无锡市人民医院信息处工作人员王伟，多年来也直接向多名医药代表出售统方，获利达160多万元。

"有些医院（信息科）是整个科室一起做，大家心里都知道，心里都有数，认为法不责众。"王伟说。

中国社会科学院公共政策研究中心副主任王震认为："要让医药代表乃至整个医疗系统回归价值本位，需要完善综合全方位的严格监管体系，只有提高违法违规的成本，才能起到真正的震慑作用。"

集中带量采购打破恶性循环，
"中间商赚差价"的时代正走向终结

　　医药代表处境转向，是医药行业风向和竞争格局改变的一个缩影，背后则是国家医药招采改革"组合拳"产生的实效。

　　急性胃溃疡治疗药物埃索美拉唑注射液价格从 65 元每支下降到 4 元每支，新一代糖尿病用药沙格列汀降价 62%，月费用从 225 元降到了 90 元以下……

　　降下来的是流通环节、层层代理的虚高空间。国家组织药品集中采购和使用联合采购办公室负责人曾提到，从绝对价格水平看，相当一部分药品价格长期存在虚高水分，一些仿制药价格水平高于国际价格 2 倍以上，流通环节费用占价格中的主要部分。水分渗透于流通环节的"灰色地带"，最终由患者和医保资金买单。

　　随着更多药品、耗材被纳入集采范围，医疗回扣等违法违规行为的生存空间被大大压缩。"以前采购没有带量，虽然中标，但进入医院还有门槛，导致采购、服务行为发生异化。"北京大学医学部主任助理吴明分析，国家组织集中带量采购明确了巨大的全国用量，以公平公开的市场规则开展竞价采购，降下的价格空间是中间环节的水分，有利于倒逼行业规范发展。

"恶性循环被集采模式打破，'中间商赚差价'的时代正走向终结。"江苏省常熟市纪委监委驻市卫健委纪检监察组相关负责人说，由国家向药企直接招标，中标药企量价挂钩、薄利多销，相当于供需直接见面，厂家直销，中间省掉了巨额的销售费用，其中就包括药品回扣。

实际上，医药企业销售费用过高、研发投入不足一直是行业通病，而带量采购改革不仅释放了降价空间，还引领企业从传统的重销售理念转向成本和质量竞争。据统计，2020 年 A 股医药上市公司销售费用近 5 年来首次呈下降态势，比 2019 年减少 6%，研发费用比 2019 年增加 22%，表明药企正从重销售向重研发转变。

"带量采购改革以来，许多企业的医药代表减员，这是我们希望看到的。企业应该围绕怎样推行合理用药，以及围绕研发和提升产品质量去发展。"复旦大学社会发展与公共政策学院教授梁鸿说。

监管既要从供给端发力，也要紧盯需求端，切断医药购销领域灰色利益链

"各医药从业人员请将相关信息在药学部备案"，"即日起，不再接待未备案的医药代表"……2020 年 12 月 1 日起，《医药代表备案管理办法（试行）》正式施行，各大医院陆续发布公告，此前医药代表主要承担的销售职能也被明

令禁止。

在2015年发布的新版《中华人民共和国职业分类大典》中，"医药代表"分类在大类"专业技术人员"之下，这也从一个侧面对医药代表的专业技能提出要求。

"随着一系列政策出台，医药代表这一特殊群体正在向高标准蜕变。"王震认为，我国的医药代表一度偏离轨道，但规范的医药代表的存在仍有必要。在国际上，医药代表被广泛认可和接受，他们一方面给医师和医疗机构带来更多的药品相关信息，为临床提供更多的治疗选择，协助医师合理用药；另一方面收集药品上市后的使用情况，尤其包括不良反应信息等反馈给相关制药企业，提出改进措施及处理办法，患者也会受益。

规范医药代表行业、还原医药代表本质，根源是要规范管理医药行业，构建"亲清"医商关系。2020年以来，国家医保局探索建立了医药价格和招采信用评价制度，将医药商业贿赂等行为列入失信事项清单，通过守信承诺、信用评级、分级处置等措施，有效约束医药企业销售行为。

"医药企业对于回扣个案的罚款往往不敏感，但给予回扣会导致其丧失进入集采市场的机会，就会产生强大的震慑效应。"国家医保局价格招采司有关负责人说。

监管既要从供给端发力，也要紧盯需求端。8月12日，国家卫健委发布针对医疗机构及其工作人员的廉洁从业行动计划——从2021年开始的接下来3年，将集中开展整治

"红包"、回扣专项行动。"互联网+监管"行风举报平台也正在搭建中，医药购销领域腐败问题线索直报渠道将更加畅通。

切断医药购销领域的灰色利益链，必须坚持系统治理、依法治理、综合治理、源头治理，多部门联动、综合施策，构建使医药企业"不敢、不能、不想"给回扣、医疗从业者"不敢、不能、不想"收回扣的治理体系。

深化医药招采改革，以集中带量采购挤压药品、耗材价格虚高空间；积极推行医药购销"两票制"改革，有效减少流通环节；推动医疗机构健全药品、耗材、设备院内准入机制，强化对医院、科室"一把手"的权力制约……中央纪委国家监委驻国家卫健委纪检监察组坚持一体推进不敢腐、不能腐、不想腐，以强有力监督推动国家卫健委、国家医保局、国家中医药局等部门切实履行行业监管职责，加强和完善医药购销领域腐败问题治理。

"医药购销领域腐败问题牵扯面广、涉及利益大、成因复杂、治理难度大，必须以更有力、有效的举措，驰而不息、综合施治，才能实现该领域的生态重塑。"驻国家卫健委纪检监察组相关负责人说，下一步将积极推动构建纪检监察机关、司法机关和行政执法机关协同联动、齐抓共管的联合惩戒机制，健全重大案件协商协作、联合执纪执法、信息通报、线索移送等制度，实现党纪政务处分、行政处罚和刑事处罚的无缝衔接。

多地加强数字化、智能化监管在医院廉政风险防范中的运用，借助数据实时共享等技术手段将医药购销置于"阳光"下。浙江省杭州市纪委监委紧盯医疗器械采购、医疗核心数据管理等廉政风险较高的领域，助推市卫健系统在首批数字化改革集成应用项目中上马7个相关场景，强化对医药代表内销行为管控。作为首批数字化改革项目先行试点之一，杭州市富阳区依托智廉医院平台，建立了全区医药代表清廉积分管理，并实现了对医药代表院内营销行为轨迹的大数据监管。

（作者：柴雅欣　李云舒　原载于《中国纪检监察报》2021年10月20日第4版）

斩断医药购销环节黑色利益链

2021年10月，广西壮族自治区来宾市纪委监委向全市党员干部发放《来宾市以案促改警示教育读本》。书中，来宾市人民医院原院长周方等人大搞医药、器械采购利益输送终陷囹圄的典型案例，引发党员干部深刻反思。

周方案并非个例。据统计，广西纪检监察机关"十三五"以来共立案查处医疗卫生系统案件4000余件，其中涉及各级医院和乡镇卫生院的约2500件。被查处的党员干部普遍存在"靠医吃医"问题，他们往往利用职务便利，在医疗设备、药品、耗材采购等方面谋取利益，严重违规违纪甚至涉嫌职务犯罪。

为什么医药购销环节会成为医药领域腐败的"重灾区"？背后有着怎样的利益链？如何以强监督促强监管，推动进一步完善制度、促进治理？

一起绑架案牵出黑色利益链，
市人民医院原院长收受近 20 名医疗行业商人财物

2021 年，来宾市医疗卫生系统发生了一起腐败窝案串案——当地最大的公立医院来宾市人民医院前后两任院长周方、杨文彬接连落马，当地医疗卫生系统 76 人受到党纪政务处分。而牵出这一黑色利益链的关键性线索，竟然是一起绑架案，被绑架的正是来宾市人民医院原院长周方。

2017 年 2 月，三名劫匪为谋取财物，将周方绑架至山洞，逼迫其"交代问题"。在劫匪威逼下，心虚的周方写下了一份包含其违纪违法事实的"交代材料"。虽然案发后这份"材料"被劫匪销毁，却成为来宾市纪委监委掌握周方受贿证据的关键线索。

"我们了解到周方在'材料'中提到收了湖南长沙某药商的一部车，价值 20 多万元。"来宾市纪委相关负责人介绍说。根据该线索，该市纪委监委干部随即前往长沙等地调查，查实周方曾在 2014 年 11 月授意商人欧阳某某帮其购买了一辆进口红色越野车，实际价格为 47 万元。"我们有理由怀疑周方是受贿了。"

2018 年 3 月 20 日，来宾市纪委监委对周方涉嫌严重违纪违法问题立案审查调查并采取留置措施。经查，2003 年至 2018 年，周方在担任来宾市人民医院副院长、院长、正处级干部期间，先后收受财物共计 1810.6 万元，另有 939 万余元的财产不能说明来源。

调查初期，工作人员并未在周方的银行存款账面上发现异常。原来，周方将收受的绝大部分财物分别以现金、银行卡等保管在 5 人处，其中有 3 人为医疗器械商。审查调查发现，周方收受近 20 名医疗行业商人财物，主要违纪违法行为发生在药品、医疗耗材、检验试剂及医疗器械等采购过程中。2019 年 5 月 20 日，周方因犯受贿罪、巨额财产来源不明罪被判处有期徒刑十三年六个月，并处罚金 400 万元。

10%回扣成"行规"，暗中通报、明招暗定，招标采购规章制度形同虚设

医疗器械商晏某是为周方保管涉案财物的商人之一。从送烟送酒送钱，到为周方儿子处处打点，晏某费尽心思投其所好、长期经营，深得周方的信任。

2005 年至 2011 年，周方利用职务上的便利，为晏某所在的医疗器械公司销售耗材、小型设备提供帮助，晏某按照结算款 10% 至 20% 的比例多次送给周方共计 180 万元。"这种政商关系肯定不是良性的，但大家都这么做，'潜规则'就是这样。"晏某说。

几乎在同一时期，医疗器械商李某、龙某、伍某等人

都按成交价的 10%，分别送给周方 134 万元、188 万元、363 万元。

"2011 年初，来宾市开展新一轮药品医疗器械招投标，一个标的要选取 10 个供应商投标。当时就有人写了举报信，指出回扣是按 10% 给，按 15% 给的也有，只有内部人懂，相互之间应该是通气的。"相关办案人员介绍。

这些巨额回扣是如何完成交易的？这样的"潜规则"背后又藏着怎样的黑色利益链？

2011 年前后，因担心被查，周方将晏某送给他的 180 万元暂交给晏某保管。但后来晏某将这些钱用于购买股票、偿还货款，无法退还周方，两人关系由此破裂。

接替晏某担任周方"私人管家"的商人是他的老乡——某科技发展有限公司总经理欧阳某某。周方每次回乡，几乎都由欧阳某某出资接待。2013 年，为掩人耳目，周方向欧阳某某提出，以后送钱不使用现金，换用纸条计数方式让欧阳某某代为保管。

2008 年至 2016 年，周方多次提前向欧阳某某透露来宾市人民医院要采购的医疗设备参数、品牌、价格等内幕信息，帮助其获得销售血泵、光电监护仪等医疗设备的业务。作为提供关键内幕信息的回报，欧阳某某先后送给周方好处费共计 157.3 万元。

"医院科室会先提出设备的采购计划，经过内部程序讨论决定后，最后还要设备科和相关科室提出一个方案，说明想要哪个品牌。"正如周方所说，尽管来宾市人民医院在医疗设备招标采购方面存在相关规章制度，却形同虚设。每次招标前，周方都会向关系密切的商人暗中"通报"设备参数、预算价格等信息，并要求相关科室按照这些商人代理厂家的设备参数"量身定做"采购标准，隐形决定中标供货商，再从中收取巨额好处费。

院长拿大头，科长拿小头，
上行下效严重破坏医院政治生态

明招暗定的做法，使医疗设备采购公开招标变成"走过场"。而公开招标则成了周方等人权力寻租的"遮羞布"，上演着一手买设备、一手收回扣的腐败交易丑剧。为使这些医疗设备顺利中标进入医院，代理商行贿时通常是"院长拿大头，科长拿小头"。

"行贿人买通哪个领导，下面的人也要同时买通，否则有可能会被举报。如果科室的人也搞定了，大家都有利可图，事情做起来就顺理成章。"来宾市纪委监委第八审查调查室主要负责同志说。

医疗设备采购中标以后，代理商为维持长期业务，从院长到分管副院长，再到科室主任、临床医生，都要一一打点，否则医院可能很快就少用甚至不用这一设备，后续订单也难以保证。"打个比方，64 排 CT 生产后，需要运用此设备的医生必须去学习培训，不跟他们搞好关系，有些就不好好学，回来也用不了，所以商人都会从下至上打通这个关系。"相关办案人员说。

"这个行业的特性决定了代理商的'围猎'不是一天两天，被'围猎'者也不是一两个人，而是要把这条关系打通下去，打得越深越宽，对代理商越有利。"该市纪委监委第九审查调查室主要负责同志介绍。

在周方的影响下，来宾市人民医院部分领导干部甘于被"围猎"，把手中权力当作谋取私利的"收割机"，这种畸形的上行下效像瘟疫一般在来宾市人民医院蔓延开来，医院政治生态被严重污染。原副院长徐某某甚至在周方被市纪委监委留置的当天，仍收受他人贿赂5万元，12天后继续收受贿赂15万元。

上梁不正下梁歪。周方这个"班长"大钱也要、小钱也拿，生活作风又有问题，下面就觉得领导都能这样，为什么我们不能。2019年，继任院长杨文彬被查，直言："当时我做副院长，他做院长，根本不给我什么机会，我明知道他拿这些钱，到我时为什么不拿？"

本应以守护生命为职责的医院，"潜规则"却大行其道；本应以救死扶伤为己任的医生，心思却花在谋取私利上。最终，周方一案的查处牵出数案，涉及几十人。截至2021年10月，来宾市纪委监委共查办周方系列案违纪违法人员40余人，涉案金额5000余万元。

坚持"三不腐"一体推进，
以强监督促强监管，不断加强和完善
医药领域腐败问题治理

涉案金额居高不下，腐败利益链条环环相扣，关键岗位关键环节频频失守……医药购销腐败不仅破坏医院政治生态，也导致药品和医疗耗材价格虚高、医疗费用增长过快等问题，损害了群众切身利益。

"医药购销腐败问题易发多发，败坏了医疗卫生行业形象，加重了群众看病就医负担，也影响了医药产业健康发展。"来宾市医疗系统一名公职人员感慨。以查办周方系列案为契机，该市纪委监委督促市人民医院深化以案促改，制定物资采购与招投标监督管理办法等，规范"三重一大"议事程序，仅否决不合规发放津补贴一项就节约资金 1000 多万元。

中央纪委国家监委驻国家卫生健康委纪检监察组通报，2021 年以来，该组重点督促国家卫生健康委、国家医保局、国家中医药管理局等单位切实履行行业监管职责，大力整治医药购销腐败问题。

国家医保局探索建立医药价格和招采信用评价制度，将医药商业贿赂等行为列入失信事项清单。截至 2021 年 10 月，已有近 70 家企业因失信违约行为被采取约束措施。

2021 年 1 月和 6 月，国家医保局分别就药品、高值耗材集中带量采购出台指导意见，推动工作常态化制度化开展。

2021 年 4 月，国家卫生健康委等 9 部门印发《2021 年纠正医药购销领域和医疗服务中不正之风工作要点》。5 月召开部际联席会议，督促相关部门担负起行业治理责任，严厉打击回扣问题，全面构建"亲清"医商关系。8 月，国家卫生健康委、国家中医药管理局出台《全国医疗机构及其工作人员廉洁从业行动计划（2021—2024 年)》，集中开展整治"红包"、回扣专项行动。针对当前行业不正之风新情况新动向，国家卫生健康委修订完善《加强医疗卫生行风建设"九不准"》，促进医务人员廉洁从业。

驻国家卫健委纪检监察组有关负责人介绍，将坚持"三不腐"一体推进，以强监督促强监管，不断加强和完善医药购销腐败问题治理。

严惩戒、治乱象，强化不敢腐的震慑。积极构建纪检监察机关、司法机关与行政执法机关协同联动、齐抓共管的联合惩戒机制，健全重大案件协商协作、联合执纪执法、信息通报、线索移送等制度，实现党纪政务处分、行政处罚和刑事处罚无缝衔接；进一步完善信用评价制度，对违法违规医药企业实施失信联合惩戒。

促改革、强监管，扎牢不能腐的笼子。持续深化医药招采改革，以集中带量采购有效挤压药品、耗材价格虚高空间，切断购销黑色利益链；积极推行医药购销"两票制"

改革，有效减少流通环节；推动医疗机构健全药品、耗材、设备院内准入机制，强化对医院、科室"一把手"的权力制约；加强医疗服务价格监管和基金监管，严格规范医疗服务行为。

正行风、树医德，增强不想腐的自觉。大力弘扬新时代医疗卫生职业精神，传承高尚医德医风；加强纪法宣传和警示教育，筑牢拒腐防变思想道德防线。

"医药购销腐败问题牵扯面广、涉及利益大、成因复杂、治理难度大，必须以更加坚韧的定力、更加有效的举措，驰而不息、综合施治，推动实现医药领域的生态重塑。"该纪检监察组有关负责人表示。

（作者：杨文佳 蔡艺芃 原载于《中国纪检监察报》2021年10月11日第4版）

推动医疗卫生行业祛歪风树新风

医药领域腐败和作风问题，直接侵蚀群众的获得感、幸福感、安全感。近年来，各地纪检监察机关聚焦突出问题，持续纠治医药领域腐败和作风问题，严肃查处贪污侵占、吃拿卡要等行为。紧盯"关键少数"强化监督，针对"围猎"现象坚持受贿行贿一起查；通过多部门协调联动，运用信息化手段，精准监督；通过以案警示、以案促改，斩断医疗领域腐败利益链条，推动医药卫生行业祛歪风树新风。

"文昌市医疗保障局原党组书记、局长曾利民严重违纪违法，被开除党籍、开除公职……"2021年5月27日，海南省纪委监委网站发布了一则消息。

消息虽短，背后却涉及系列违纪违法案件。曾利民不仅自己违纪违法，还带坏了队伍。

文昌市纪委监委有关负责人介绍，经查，2015年至2019年，曾利民在担任市卫健系统"一把手"期间，公开为商人唐某某"站台"，帮助其承揽医疗系统工程项目和设备采购项目，带着唐某某拉拢腐蚀各镇卫生院院长，致使发生 8 名镇卫生院院长收受唐某某等人贿赂的违纪违法系列案件，严重污染破坏文昌市医疗卫生系统的政治生态，曾利民涉嫌犯罪问题已移送检察机关依法审查起诉。

医药领域腐败和作风问题，以及由此带来的药品和医用耗材价格虚高、医疗费用增长过快等问题，破坏了行业风气，加重了患者负担，直接侵蚀群众的获得感、幸福感、安全感。

结合医疗卫生行业特点，聚焦"关键少数"、重点岗位、关键环节，各地纪检监察机关强化监督，持续纠治医药领域腐败和作风问题，有力推动了医疗系统"杀毒除菌""祛病强身"。

紧盯"关键少数"　破除行业"潜规则"

部分医疗机构欺诈骗保、"买病人拉人头"、"大处方大检查"、虚假诊疗……两年前，重庆市垫江县医疗卫生领域一度乱象丛生，县级医保基金负担沉重，广大群众深受其害。

乱象背后，是公职人员违规入股民营医院等问题。深挖细查，垫江县纪委监委严肃查处了一批失职失责、违纪违法的党员领导干部：县社保局原局长刘凌、县医保局原副局长黎晓民因落实主体责任和监管责任不力，受到免职处理；县社保局原副局长陈帮思因在工作中失职失责，受到政务警告处分；县中医院原院长刘明怀违规决策，"花钱买病人""靠医吃医"，受到开除党籍、政务降级处分；原县卫计委党委书记、主任刘卫东，县人民医院原院长马明炎"靠医吃医"，收受医药商人大额贿赂，受到开除党籍、开除公职处分并被判处刑罚。

分析医药领域"关键少数"腐败案件，西藏自治区纪委监委有关负责人认为，医药领域专业性强，有的"关键少数"在医疗卫生系统深耕多年，既是行政领导又是权威专家，集决策权和话语权于一身，很容易形成"小圈子"、搞"一言堂"。在缺乏有效监督的情况下，极易在工程招标、药品和医疗器械采购、医保资金管理等环节滋生腐败问题。

"自治区卫健委原党组书记、副主任王云亭因严重违纪违法，被自治区纪委监委开除党籍和公职，再次释放出自治区一以贯之严厉惩治医药领域腐败问题的鲜明信号。"该负责人介绍，全区纪检监察机关结合医疗卫生行业特点，紧盯医药领域"关键少数"加强监督，建立完善定期会商、问题线索管理处置等工作机制，及时发现、严肃查处了一批腐败分子。

在湖南省芷江侗族自治县，县纪委监委不仅强化对"关键少数"权力行使的监督，还督促党员领导干部扛起全面从严治党责任。2020年以来，芷江县纪委监委会同县委组织部梳理出"'一把手'用权负面清单",发放给全县各医院"一把手"和新任领导干部,以抓"关键少数"、"关键少数"抓,发挥"一把手"廉洁用权的"头雁效应",推动"清廉医院"创建。

医者本应仁心,却有人利欲熏心。浙江省杭州市纪委监委有关负责人介绍,富阳区第二人民医院原党委委员、副院长孙志龙在职期间,先后196次非法收受药品回扣,共计1600多万元,被开除党籍、开除公职并被依法判刑。

针对收受"红包""回扣"和过度医疗等群众反映强烈的突出问题,个别人眼中的行业"潜规则",杭州市纪委监委紧盯"关键少数"、关键岗位重点人员,组织开展专项整治。同时,针对"围猎"现象,坚持受贿行贿一起查,加大对巨额行贿、多次行贿的打击力度。

坚持受贿行贿一起查,是斩断利益输送腐败链、破除权钱交易关系网的有力举措,有助于维护风清气正的行业环境。云南省阜外心血管病医院原副院长马林昆违纪违法案中涉及数十名药品医疗器械、耗材供应商。省纪委监委对行贿数额大、屡教屡犯、拒不配合的行贿人采取了留置措施,形成强烈震慑。

运用信息化手段　全流程精准监督

财务管理混乱,11家基层卫生院共用一个账户,每年高达七八千万元的资金流水，竟然常年不对账，财务印鉴随意使用，财务人员长期挪用、贪污公款……江苏省金湖县纪委监委近日召开全县卫健系统以案促改警示教育大会，通报了基层医疗卫生结算中心会计王昱心等人严重违法犯罪问题。其中，王昱心于短短几年间先后89次以开现金支票、转账支票等方式，共挪用370余万元公款用于个人奢侈消费。

针对案件暴露出的问题，金湖县整合纪委监委、审计、财政等各方力量启动专项监督，对基层卫生院近10年财务进行清查，核查资金7.3亿元，发现问题线索80余条，先后立案审查调查35人。

医疗资金、医保基金使用主体多、链条长、诊疗数据庞大，相关行业主管部门各管一块，依靠人工核查方式难以全面、精准、及时发现问题，监管难度较大。

纠治顽瘴痼疾，需要多方合力。山东省胶州市纪委监委通过派驻纪检监察组组长"面对面"谈话等机制，压实相关主管部门监管责任，督促监管链条由单一稽核检查向卫健、市场监管、税务、审计、公安、财政等多部门联合执法检查延伸。建立问题线索反馈移交等机制，凝聚合力，形成多部门协调联动的格局。

随着科技的发展，大数据手段在各地纠治医药领域腐败和作风问题工作中得以充分运用，让资金管理、权力行使变得可视、可控、可查、可纠。

根据监督中发现的问题，山东省青岛市城阳区纪委监委推动相关职能部门建立了医保基金"阳光巡检"监管平台。平台集住院诊疗信息"智能筛查"、医保定点医药机构"阳光稽查"、住院人员"身份核查"等功能于一体，其信息库涵盖全区所有定点医疗机构诊疗数据，可以实现对住院诊疗信息的同步分析、实时比对，能够快速、精准"揪出"异常结算、过度诊疗、低标准住院等问题线索。

江苏省南京市曾发生某医院神经外科医生利用职务之便，为医药代理商在该医院销售医用耗材提供便利，受贿逾4000万元的案件。

为规范医用耗材、药品采购，南京市纪委监委在严肃查处腐败案件的同时，督促市医保局等职能部门协作建成全国首个医用耗材综合治理监管平台——"南京医用耗材阳光监管平台"，并在平台中嵌入"纪委监委再监督"模块。系统通过实时监控，一旦发现异常问题，就会自动推送给相关职能部门及纪检监察机关。

基于大数据分析，监管平台还为每家医院、每名医生生成一份医用耗材使用"体检报告"。市纪委监委派驻市卫健委纪检监察组、各医院纪委可以随时调用这些数据，找准监督的切入点。

2020年9月，平台发出预警，提示南京市一家区属医院存在骨科耗材过度使用的异常问题。派驻市卫健委纪检监察组随即督促驻在部门组织专家核查，确认违规行为并下发整改意见书。

"查看平台数据，各医院采购耗材的种类和数量、每名医生使用耗材情况，耗材从哪里来、到哪里去，都清清楚楚。"南京市医保局相关负责人说，这让违规违纪问题无处遁形。

坚持以案促改　斩断腐败利益链条

王云亭被查后，西藏自治区纪委监委在其任职单位召开警示教育大会，督促全面梳理查找各项工作存在的问题。同时，相关监督检查室协同驻自治区卫健委纪检监察组，对系统内各单位部门负责人开展谈心谈话。一个多月后，自治区第二人民医院党委书记、副院长李某向自治区纪委监委主动投案。

查处一案、警示一片、规范一域。西藏等地纪检监察机关通过制发纪检监察建议书、推动召开警示教育大会等方式，督促案发单位党组（党委）认真履行管党治党主体责任，举一反三加强廉政风险防控，不断压缩权力运行灰色空间，斩断医药领域腐败利益链条，推动医疗卫生行业祛歪风树新风。

陕西省宝鸡市原卫计局党组书记、局长宁建国纵容、默许配偶利用本人职权，与他人合伙销售药品、医疗器械牟利，利用职务之便在干部职务晋升、职称评定等工作中为他人谋取利益，收受巨额财物，累计受贿 89 万元，被开除党籍、开除公职，并被依法判处刑罚。

针对宁建国案暴露出来的廉洁风险，宝鸡市在全市开展以案促改，以药品购销、高值耗材采购使用、设备购置、基本建设、行业社团和新农合等六个领域为重点，开展商业贿赂专项治理，并强化医德医风考评，健全相关规章制度。

2021 年以来，宝鸡市纪委监委驻市卫健委纪检监察组先后指导医疗卫生系统各单位建立廉政风险防控清单、责任清单、任务清单，督促市直 8 家公立医院党委制定《物资设备采购管理办法》《党风廉政约谈制度》《医院党委会议事规则》等，建立健全了防治商业贿赂长效机制。

警钟长鸣，宝鸡市还将以案促改的"案"，扩大到其他地方的典型案例。

"从近年全国查处的案例来看，医药购销领域腐败问题多发高发，严重危害医疗行业政治生态和医患关系。"宝鸡市纪委监委有关负责人介绍，2021 年以来，该市把推动构建医药商和医院间的"亲""清"关系作为整治群众身边腐败和作风问题，以及党史学习教育"我为群众办实事"实践活动的一项重要内容，结合全国各地典型案例开展以案警示、以案促改，不断健全相关制度机制，坚决斩断"围猎"和甘于被"围猎"的利益链条。

宝鸡市纪委监委驻市卫健委纪检监察组在该市妇幼保

健院组织召开药品采供暨医药购销廉洁座谈会。会上，市纪委监委驻市卫健委纪检监察组负责人作党风廉政建设专题报告，通过分析各地典型案例，为该院干部职工及到场的39家医药公司代表敲响了警钟。医药公司代表则郑重签下承诺："不以回扣、提成、旅游、考察、宴请等不正当手段进行促销……"

（作者：初英杰　原载于《中国纪检监察报》2021年6月7日第6版）

"以案四改" 守护好群众救命钱

2020 年 5 月，重庆市南岸区医保智能监控审核系统在该区两家医疗机构开始试运行。据了解，随着该系统在南岸区医疗机构铺开数据联网，区医保局可以实时监管基金运行情况，医生也能在网上清楚了解病人记录，避免重复开药、过量开药，提升了对欺诈骗保行为发现的效率。

医保智能监控审核系统在南岸区投用，源于对该区学府医院骗取 1000 多万元医保基金一案的深刻反思。南岸区纪委监委相关负责人介绍："这套系统能自动在网上审核医疗机构的全部数据，还能同南岸区卫健委打通数据渠道，共享相关数据，探索医疗、医保、医药三医联动。"

一封举报信牵出千万医保骗保案

2018 年 1 月，重庆市南岸区纪委监委接到群众举报，反映时任区人力资源和社会保障局党委委员、区社会保险局局长文瑛收受学府医院贿赂并为学府医院增加医保额度。

　　此前，重庆市公安机关已对学府医院原院长张某，法定代表人、实际控制人梁某等人以涉嫌诈骗立案侦查。此时又接到群众举报反映干部相关问题，引起了南岸区纪委监委的重视。初步调查发现，文瑛的工资很少动用，但却存在大额奢侈品消费记录。

　　综合了解的有关情况，调查组认为，文瑛涉嫌违纪违法。2018年7月，南岸区纪委监委按程序报经市纪委监委批准后，对文瑛采取留置措施。

　　"被留置后，文瑛很惊慌。"据办案人员回忆，谈话之初，文瑛一言不发。"她是一名老党员，受党教育多年，我们一方面询问案情做调查工作，同时也让她学习党章，还把她的入党申请书拿出来让她重温入党时的初心，做好思想政治工作。"

　　在文瑛被留置的同时，南岸区监委收到了区公安分局移送的关于反映学府医院向南岸区原卫计委和医保中心相关工作人员行贿的问题线索，初步核实确定张某、梁某涉嫌行贿。经市监委批准，南岸区监委对张某、梁某立案调查，并依法采取留置措施。

　　外围调查取得的证据陆续摆在了文瑛面前，思想政治工作也取得了效果，文瑛痛哭流涕地说："我对不起组织多年的培养，把这么重要的岗位交到我手里，而我自己却一步步走向深渊……"文瑛对自己的所作所为非常后悔，主动交代了全部违纪违法事实。

经查实，2013 年 1 月至 2018 年 7 月间，文瑛利用职务便利，分 14 次收受学府医院等 4 家医院和张某个人送的现金共计 127.9 万元人民币。

在 2017 年，因接到学府医院存在骗保行为的举报，市人社局基金处到学府医院进行审计，南岸区社保局监督科也开始对学府医院进行检查，要求学府医院提供 1000 份病历。文瑛在收受梁某和张某等人的好处后，授意区社保局监督科不要认真配合市人社局基金处，以此拖延对学府医院的调查，导致此次调查流于形式，未查出学府医院骗保实情。

调查人员顺藤摸瓜开展深入调查。随后，133 名党员干部、公职人员的违纪违法问题逐渐浮出水面，学府医院骗保的利益链也暴露在阳光之下。经查，2013 年至 2017 年，南岸区学府医院通过违规招揽病人、提供虚假诊疗记录、大肆篡改信息数据等手段累计骗取医保基金 1429 万元。

市区两级纪委监委机关深挖案件背后的腐败和作风问题，运用监督执纪"四种形态"处理 133 人，其中第一种形态处理 100 人；问责党组织 5 个、党员领导干部 20 人。

检查流于形式放大监管缺口

文瑛思想防线的失守为不法分子骗取社保基金打开了"缺口"。

从一名教师到正处级干部，文瑛在组织的培养下逐渐成长，但她手中有了权之后，曾经坚守的防线便逐渐模糊。

作为医保基金监管部门的主要领导，文瑛在党的十八大后不收敛、不收手，多次接受管理服务对象宴请和礼金，违反中央八项规定精神；在医保额度分配中优亲厚友，明显有失公平，违反群众纪律；在工作中不负责任，疏于管理，造成国家巨额医保基金被学府医院诈骗，违反工作纪律；生活奢靡，贪图享乐，违反生活纪律。文瑛还利用职务便利，收受贿赂。

"刚开始，有管理服务对象送来红包的时候，文瑛是不收的，有一次收了之后又退了回去，还有一次是退了三次，人家又送了过来，最终她就收下了。"办案人员说。

"我的世界观、人生观、价值观出了问题，在复杂的环境中，逐渐迷失了方向。"文瑛在忏悔书中写道，自己对一些不法行为听之任之，不进行深挖严究，没有及时遏制医疗系统的违规违法行为，给南岸区的医保事业带来了极大的伤害。"由于监管不力，严重失控，使得医保基金成为不法商人的'唐僧肉'，自己也逐渐腐化堕落，成为金钱的奴隶。"

"监管部门的党员干部与监管对象频繁接触，在监管权力不受制约的情况下，就可能出现权钱交易、甚至充当'保护伞'等腐败问题。"北京航空航天大学廉洁研究与教育中心副主任杜治洲表示。

打开"缺口"的是文瑛，但放大"缺口"的人还有很多。重庆市纪委监委系统梳理南岸区学府医院骗保路线图，全面剖析案件暴露出的突出问题及原因发现，缺乏统筹、监管刚性不足是该案发生的又一个原因。

学府医院欺诈骗保行为长期未被发现，其重要原因是部分监管部门党员干部、公职人员收受礼品礼金甚至贿赂，致使监管流于形式。原区人社局、原区卫计委、原区食药监分局、区公安分局等重要关口部门均有人员涉案。

"加强医保基金监管应当一体强化医生诊疗行为、医药耗材进销、医保基金使用等各环节监管，形成全链条、全方位监管的严密机制和完整体系。"重庆市纪委监委有关负责人表示，该案反映出，相关行业主管部门各管一块、各自为政，信息共享互通不足，未能充分体现整体监督效能，使部分医院得以通过系统性造假逃避条块式监管。"相关行业主管部门监管力量薄弱，监管对象点多面广且持续增长，现场检查往往走马观花、流于形式。"

监管链条不严密、不完整，监管信息共享不畅通，导致利益交换和监管失职现象不容易被发现。杜治洲认为，在此情形下，监管主体就可能存有侥幸心理，导致监管防线的失守。

以案改治理、以案改监管、以案改制度、以案改作风

"学府医院骗保案涉案人员多、金额巨大、性质恶劣，为充分发挥查办案件治本作用，我们配合市纪委监委开展专题调研，经过剖析发现，违规招揽病人、虚增项目、抹平进销、虚报套现、逃避监管等在医保协议医院并非个例。"南岸区纪委监委相关负责人表示。

按照市委部署，在市纪委监委指导下，南岸区、市医疗保障局、市卫生健康委以此案暴露的医保乱象为切入点，在医疗卫生系统开展"以案改治理、以案改监管、以案改制度、以案改作风"试点工作，探索党委、纪检监察机关、职能监管部门在"以案四改"中所应该承担的职责任务，推动主体责任、监督责任、监管责任有效贯通，一体推进不敢腐、不能腐、不想腐，深化标本兼治。

南岸区委扛起主体责任，推动主管部门从健全完善协同监管机制、内控机制以及医药机构准入和退出机制等方面入手，及时堵塞监管机制漏洞。

运用科技手段助力监管，该区在重庆市率先建立智慧医保审核系统，通过大数据、区块链等技术抓取各部门及医院原始数据，着力解决信息壁垒问题。

"智慧医保审核系统是针对职能监管失控问题，推进'以案四改'中'以案改监管'的重要举措，从而推动医保基金监管由事后监管向事中控制、事前提醒过渡。"南岸区医疗保障局相关负责人介绍。

针对案件暴露出的问题，南岸区纪委监委督促相关单位从制度入手，细化内部轮岗交流、监督检查、案件复查等 7 项工作流程，建立定点医药机构和医保医师记分管理、黑名单等制度，加强对定点医药机构及从业人员日常监督管理。

区监委向原区人社局、原区卫计委、原区食药监分局、区公安分局等 4 个重点涉案单位发出监察建议书，从风险防控、内部监管、制度建设、廉洁教育等方面提出建议。

按照监察建议书中推进以案改治理的要求，区医疗保障局联合卫生健康、市场监管、公安等部门成立 10 个跨部门联合执法检查组，聚焦伪造病历、挂床住院、虚构医疗、过度诊疗等 31 种具体违规违纪违法行为，在全区开展专项治理。联合执法检查组现场检查 821 家定点协议机构，累计处理医保违规违约案件 344 件，涉及资金 1.18 亿元。

查处一案，警醒一片，南岸区纪委监委还将文瑛严重违纪违法问题拍摄成警示教育片，协助区委在全区各级党组织开展"以案说纪、以案说法、以案说德、以案说责"警示教育，把问题说清楚，把责任理清楚，以身边案教育身边人。

据了解，"以案四改""以案四说"工作实施以来，南岸区一批党员干部主动向所在单位党组织说清问题，就自己不担当不作为行为等向党组织作出深刻检讨。

基层医疗机构出问题，上级领导和监管部门情况又如何？针对此案反映出的各项制度之间不协调、不衔接以及部分制度有缺陷等问题，重庆市纪委监委督促市卫生健康委、市医疗保障局抓住机构改革后相关部门职能调整和"以案四改"双重契机，扛起主体责任，加强顶层制度设计。

"医疗保障局成立前，很多医保政策分散在不同的部门规定中。我们和市卫生健康委引入高校专业团队，共同组建工作专班，全面清理整合各部门制定出台的268件医保规范性文件。"重庆市医疗保障局相关负责人介绍："我们将原本散、杂、乱的规定归纳，梳理出了清晰的树状型的各类规定，一目了然。"该项工作已完善8项行政权力和16项公共服务事项清单，正在指导区县完善两项清单实施流程和网上运行。

重庆市医疗保障局、市卫生健康委还在全市部署开展打击欺诈骗保"百日攻坚"专项行动。累计暂停医保服务1520家，解除定点协议537家，行政处罚407家，移交司法机关148件，并通过媒体点名通报593例典型问题，在全市形成强烈震慑。

（作者：陆丽环　原载于《中国纪检监察报》2020年6月3日第4版）

四、清廉镜鉴

从社会主义革命和建设时期的新中国第一代西医金学曙，到改革开放和社会主义建设新时期形成的抗击"非典"精神，再到新时代孕育的伟大抗疫精神，彰显了无数医疗工作者舍生忘死、先人后己的高贵品质，共同构筑起医疗卫生系统强大的廉洁精神宝库，取之不尽、用之不竭。新时代医疗卫生系统的党员干部和公职人员要从中汲取精神营养，不断夯实拒腐防变的心理防线。

从赤脚医生到健康中国

1896 年 10 月 17 日，英文报纸《字林西报》发表一篇题为《中国实情》的文章。文中说，"夫中国——东方病夫也，其麻木不仁久矣"。

鸦片战争后中国昏睡百年，国民"其心渐弛，其气渐柔，其骨渐软，其力渐弱"，体质羸弱，精神低下，心理屈辱，被讥讽为"东亚病夫"。

新中国成立后，中国人民翻身做了主人，摘掉"病夫"帽子既是民族期盼，也是现实需要。当时全国人口超过 5.4 亿，人均预期寿命只有 35 岁左右。卫生机构和卫生设施少之又少，天花、鼠疫、血吸虫病等地方病、传染病严重威胁着人民特别是广大农民的健康。

"应该把医疗卫生工作的重点放到农村去！""培养一大批'农村也养得起'的医生，由他们来为农民看病服务。"1965 年 6 月 26 日，毛泽东对时任卫生部部长钱信忠说。

这个讲话，就是新中国医疗卫生史上著名的"六二六指示"，核心是把医疗卫生事业的重点放到农村去。

医务工作者热烈响应，迅速组织了医疗队，去农村、林区、牧区进行巡回医疗。巡回医疗队每到一处，就要举办培训班，培养了大批半农半医的赤脚医生。

上海川沙县江镇公社的培训班开课比较早，公社从21个生产大队挑选了28个人参加培训。1965年12月，21岁的王桂珍走进了培训班的大门。

王桂珍是1975年上映的电影《春苗》中田春苗的原型。她没进过中学的门，简单的化学符号都搞不懂。面对这些文化水平不高的学生，老师把书上讲的知识和病人的症状结合起来，理论联系实际，开展案例教学。比如，大队里气管炎病人比较多，老师就把听诊器放在病人身上教学生们听诊，这种声音叫湿啰音，那种声音叫干啰音，学生们就听得懂、记得牢。

经过培训，学员们初步掌握了一些多发病、传染病的基本知识，可以治疗常见病，能为产妇接生。1966年3月，王桂珍等28名学员结业了，他们回到各自的生产大队，一边劳动，一边给人看病。

刚开始老百姓也有疑虑，做一个医生要学好几年，这个黄毛丫头只学4个月能看病吗？有个病人牙齿痛，王桂珍要给他针灸，先给自己扎，病人也就不怕了。"我给他把针扎下去，他说真好，不痛了。病人的宣传比我们自己宣传更有力。"

"一根银针、一把草药"，两脚泥巴，看病就在田间地头，这是赤脚医生的典型画像。为了降低医疗成本，赤脚医生普遍使用了中草药和针灸这类诊疗技术。王桂珍他们在村边一块坡地上种了一百多种中草药，村里还专门建了土药房。

后来，上海《文汇报》报道了王桂珍的事。毛泽东看后批示了七个字："赤脚医生就是好。"此后，全国赤脚医生逐步发展到100多万人。

赤脚医生制度，是基于当时仍然落后的社会条件和农村实际作出的选择：通过一支广覆盖的医疗卫生队伍，医治处理农村的常见病、多发病，满足广大农民的初级医护需要。

十一届三中全会后，经济体制改革从农村起步。旧有的农村合作医疗失去集体经济支撑，赤脚医生逐渐淡出舞台。1985年，卫生部决定停止使用赤脚医生的名称，规定所有农村卫生人员凡经过考试、考核已经达到医生水平的，成为乡村医生。

随着人民生活水平不断提高，对健康和医疗保障的需求日益增加，医疗资源和经费出现严重短缺局面。中国医疗卫生事业亟须突围，走出一条新的全民健康之路，让人民群众看得上病、看得好病。

2003年，我国开始试点新型农村合作医疗制度。这一政府组织、引导、支持，农民自愿参加，个人、集体和政府多方筹资，以大病统筹为主的农民医疗互助共济制度，让农民拥有了基本的医疗保障。再加上城镇居民医保和职工医保，我国初步建立起覆盖全民的医疗保障体系。

没有全民健康，就没有全面小康。党的十八大以来，党中央对健康中国的勾勒和谋划，首要关注的是人民的健康。在这一大背景下，新型农村合作医疗制度逐步升级。为了不让农民"因病致贫、因病返贫"，各级财政提高了对新农合的人均补助标准。

2014年，家住河南农村的王兴梅患上了一种疑难病。用尽家里的积蓄，前前后后花了30多万元，到2014年11月，王兴梅报销的医药费已超过新农合20万元的封顶线，这让她一度产生放弃治疗的想法。

2015年1月1日，河南省全面实施城乡居民大病保险。像王兴梅这样的大病患者，医药费在基本医保报销后，自付部分超过了1.5万元，就可以二次报销，最高30万元。王兴梅能够继续治病了。

2015年8月，国务院《关于全面实施城乡居民大病保险的意见》印发，要求在2016年实现大病保险全覆盖，让更多大病患者减轻负担。2016年12月印发并实施的《"十三五"卫生与健康规划》提出，到2020年，覆盖城乡居民的基本医疗卫生制度基本建立，实现人人享有基本医疗卫生服务。

完善医保制度的同时，以基层为重点，医疗卫生资源不断下沉到农村和城市社区。老百姓看病"挂号起五更，排队一条龙""等待两小时，看病两分钟""千金难买一床位"等困难逐步缓解。

云阳是重庆市一个远郊县。现在，县人民医院药房里，药剂师轻轻一点鼠标，系统便可以自动调配药品，一条机械臂把药品放入设定好的药品槽，通过轨道传输系统传递到药剂师手边。"过去是人排长队等发药，现在是药排着队等人。"患者钱斌这样形容变化。

在这家县级医院，化学检验、免疫检验、临床血液检验全部实现全自动流水线作业，抽血更少，检测更准，速度更快。引入数字化血管造影机，新开展微创介入治疗，大幅减少手术时间，减轻患者病痛。看病挂号缴费用手机即可完成，预约挂号精确到分钟。"现在每天接诊病人近2000人，比去年同期增加近一倍，好多以前到大城市看病的人都回来了。"院长张建才说。

在国家持续投入下，各地县级医院医疗水平不断提升，就医环境明显改善。2018年全国84%的县级医院达到二级医院水平，全国县域内就诊率达到85%。

实践证明，无论社会发展到什么程度，都要毫不动摇地把公益性写在医疗卫生事业的旗帜上，不能走全盘市场化、商业化的路子。从"提高人民健康水平"写入十八大报告，十八届五中全会提出"推进健康中国建设"，到十九大报告对"实施健康中国战略"作出全面部署，以习近平同志为核心的党中央牢牢把握人民群众对美好生活的向往，将人民健康摆到优先发展的战略地位，建设健康中国的指导思想、顶层设计和实施路径一步步深化、系统化、具体化。

人民健康是民族昌盛和国家富强的重要标志。数据显示，我国人均预期寿命从 2019 年的 77.3 岁提高到 2021 年的 78.2 岁；在全球人类发展指数连续两年出现下降的情况下，中国人类发展指数排名提升了 6 位。这个国际通行的居民健康衡量指标的巨大变化，见证了一个发展中人口大国卫生与健康事业的不平凡历程。今天，面对 14 亿多人口的基本国情，面对人民群众对更高水平医疗卫生服务的更为迫切的需求，统筹解决好人民群众最关心最现实最直接的健康问题，健康中国建设任重道远。

曾被称为"东亚病夫"的中国人，将在更好的制度设计和公共服务中享有全方位全周期的健康保障。

从人均寿命 35 岁到 78.2 岁

近代以来，中国人民饱受战乱之苦。新中国成立之初，经济萧条，传染病、寄生虫疾病、营养不良疾病肆虐，没有全国性的预防计划和体系，全国人口平均预期寿命只有 35 岁。

为尽快改善卫生状况，控制疫病流行，中国共产党把"卫生工作与群众运动相结合"定为方针之一。从 1950 年起，全国相继开展春季防疫运动、爱国卫生运动。

1952 年 9 月 27 日，《人民日报》一篇题为《打开"协和"窗户看祖国》的文章写道："我觉悟到共产党与人民政府是为人民服务的，以人民利益作为衡量的标准。就是这个真理感动了我，唤醒了我。"

这篇文章的作者是被誉为"万婴之母"的中国现代妇产科学的主要奠基者和开拓者、北京协和医院妇产科主任林巧稚。她经常带领医务人员深入农村、城镇考察妇女和儿童疾病。当时，孕产妇死亡率高达 1500/10 万，婴儿死亡率高达 200‰。为降低中国婴儿死亡率，防治妇女宫颈癌，她撰写了妇幼卫生科普通俗读物《家庭卫生顾问》等。

接生改革，是党和政府重点推进的一项工作。卫生部把"改造旧式接产，推广新法接生"，作为全国妇幼工作首要任务。各地一方面改造旧产婆，一方面大量培训新法接生员。

杨安秀是陕西南郑村村民，对自己产育时遭受的痛苦刻骨铭心。1954 年，当地政府选拔人员参加接生培训，她报名参加，决心要让其他人生孩子容易些。

杨安秀学习了如何接生、如何消毒，也学会了处理一些难产情况。回到村里第二天，她就成功接生了一个婴儿。此后几年，她每年接生 100 多个婴儿，新生儿很少得破伤风，产妇也没得产后疾病。

1956 年，全国卫生机构总数增加到 10.7 万多个，卫生防疫站 1464 个，妇幼保健所站 4564 个。1957 年，婴儿死亡率已下降至 70.39‰，中国人均预期寿命达到 57 岁。

1959 年，林巧稚在《新中国妇产科的成就》中写道，"全国各地相继建立了妇幼保健站网，训练接生员和改造旧产婆 774983 人"，"产妇和婴儿的死亡率已显著降低"。

传染病肆虐数千年，是对人类危害最大的疾病。改善人口健康状况，必须控制传染性疾病，主要手段是预防，接种疫苗是最有效、最经济的措施。

20 世纪 50 年代，俗称小儿麻痹症的脊髓灰质炎在中国流行。1955 年，在江苏南通大规模暴发，随后迅速蔓延，全国多处暴发疫情。

病毒学家顾方舟临危受命，开始进行脊髓灰质炎研究。他先是成功分离出脊髓灰质炎病毒，后又到苏联考察脊灰疫苗生产工艺，取回活疫苗，做有效性和安全性研究。

昆明玉案山花红洞，距离市区几十公里，当时一片荒芜，没有路、没有水、没有电。顾方舟带着母亲、妻子和儿子，从北京来到这里，筹建中国医学科学院医学生物学研究所，建起生产疫苗基地。

冒着瘫痪的风险，顾方舟决定以身试药，喝下了一小瓶疫苗，后又瞒着妻子偷偷给刚满月的儿子服用。经过三期严格临床试验，在1960年研究取得突破性进展。当年12月，首批500万人份疫苗生产成功，在全国11个城市推广。投放疫苗的城市，流行高峰纷纷削减。

顾方舟还与同事研制出了"脊灰糖丸疫苗"。这种糖丸不仅好吃，而且能在常温下存放多日，更易于推广服用。1965年，全国农村逐步推广疫苗，脊髓灰质炎发病率明显下降。

1978年，卫生部开始实行计划免疫，脊髓灰质炎疫苗、卡介苗、百白破疫苗、麻疹疫苗4种疫苗列入计划，可以预防6种疾病。此后，又加入乙肝疫苗，可预防7种疾病，到现在是14种疫苗预防15种疾病。其中一类疫苗由国家免费接种，接种率持续保持在90%以上。

2000年，"中国消灭脊髓灰质炎证实报告签字仪式"在卫生部举行，74岁的顾方舟作为代表，签下了自己的名字。一颗小小糖丸，成为几代中国人的记忆。

中国人民生活水平和质量不断提高，中国疾病预防、控制、治疗水平显著提升，公共卫生事业长足发展。2000年全国第五次人口普查，平均预期寿命已达71.4岁。

随着人均寿命延长，人口生育率降低，带来了人口老龄化的问题。到2000年，我国65岁及以上人口比重达7.0%，0—14岁人口比重为22.9%，老年型年龄结构初步形成。此后，人口老龄化程度持续加深，到2012年，65岁及以上人口比重达8.79%。

党的十八大报告提出"老有所养"，强调"积极应对人口老龄化，大力发展老龄服务事业和产业"。

位于福州市鼓楼区的军门社区，几乎和共和国同龄。紧邻社区居委会的，是居家养老服务中心。86岁的社区居民刘建国和84岁的老伴，几乎每天一早就会来这里"报到"。

"孩子在国外忙工作，一年才回来几次。这里干净舒适，有丰富的午餐和专业的护理人员，每月伙食费700元，午休都有床铺，真是太贴心了。我们老两口现在一待就是一天。"刘建国说。

党的十九大报告指出，积极应对人口老龄化，构建养老、孝老、敬老政策体系和社会环境，推进医养结合，加快老龄事业和产业发展。

几年来，军门社区居家养老服务能力得到很大提升，不仅扩大了服务面积，还实现了 24 小时为社区老人服务。中心共占三层楼，拥有照料床位 20 余张，包括诊疗咨询中心、餐饮、文化娱乐等区域，服务涵盖了老人生活照料、膳食供应、保健康复等。中心配备了相应的管理人员、专业技术人员和护理人员，每天还安排医生免费接诊。

到 2018 年底，中国社区养老服务设施覆盖全部城镇社区和 50% 以上农村社区，以居家为基础、社区为依托、机构为补充、医养相结合的养老服务体系基本建立。

2022 年 7 月，国家卫生健康委员会发布的《2021 年我国卫生健康事业发展统计公报》显示，我国居民人均预期寿命由 2020 年的 77.93 岁提高到 2021 年的 78.2 岁，孕产妇死亡率从 16.9/10 万下降到 16.1/10 万，婴儿死亡率从 5.4‰ 下降到 5.0‰。

实现人的健康长寿，是国家富强、民族振兴的重要标志，也是中国人民的共同愿望。中国共产党致力于人民健康事业，中国经济发展水平、医疗服务水平、教育水平、生活方式等都取得巨大进步，给人民群众带来实实在在的健康福利。

健康是促进人的全面发展的必然要求，是经济社会发展的基础条件。目前，中国总人口已经由新中国成立时的 5.4 亿发展到 14 亿多。对于每个人，健康是幸福的前提和基础。对于一个国家、一个民族，人是最宝贵的财富。

"医者仁心" 金学曙

金学曙，出生于 1922 年 1 月，是新中国第一代西医，同时又对中医有所研究，是当时中国为数不多的中西医兼修的医生，被公认为"中国近现代史上的 20 位杰出女性"之一。

冒险义助志士的"白衣天使"

1949 年 5 月初，在上海霞飞路虹桥疗养院一处僻静的角落里，夜深人静，只有一点微弱的火光，映出一张年轻又严肃的脸。那是个一袭白衣的女青年，披着深色外套，尽量压低身体，遮挡着一堆正在燃烧的纸张。夜色中，她的肩膀在微微地颤抖，不时警惕地环视周围，生怕被人察觉。

原来，1949 年 4 月 20 日，国民党政府拒绝了中国共产党提出的和平条件。同月 21 日，解放军百万雄师打响了渡江战役，23 日就解放了南京。26 日，蒋介石赶到上海，当天紧急召见一批军政要员，除了给部下打气，还要屠杀一批革命志士泄恨，其中就包括民盟负责人张澜和罗隆基。

1949 年 5 月 9 日，国民党上海警备司令部便准备拘捕张澜、罗隆基，但因二人是很有影响力的民主人士，他们原本拟定的直接刺杀计划被迫搁浅，加之有事先被中共地下党争取过来的阎锦文从中斡旋，拘捕改为就院监守，张澜和罗隆基被软禁在上海虹桥疗养院 206 号病房，由三名住在 205 病房的警备队员昼夜轮班看守。

张澜、罗隆基二人也知道自己很可能命在旦夕，但比自身性命更堪忧虑的，是民盟大批爱国志士的生命安全。他们手握重要文件，一旦被抄，必将令爱国者们在敌人最后的疯狂反扑中被按图索骥、大量屠杀，给革命事业造成不可挽回的损失，后果不堪设想。

张澜急于要销毁手里的大批文件资料，但苦于自己入院不久，情况不甚熟悉，不知何人可信，便让 1947 年即已入院治疗的罗隆基去想办法。罗隆基终于避开特务们的严密监视，悄悄地找到他最信任的名叫金学曙的小医生，托以重任。

在此之前，罗隆基住院期间，金学曙就曾多次帮助过他传递信息，因此罗隆基才对她格外信任，于是就找她帮助张澜销毁文件。但这次不同往日，金学曙知道，虹桥疗养院里里外外都是如狼似虎的国民党军警特务，她还知道随着解放军逼近上海，大战在即，国民党正在大肆搜捕、杀害进步人士和地下党员。虽然在各方斡旋下，他们还不敢明目张胆马上对张澜和罗隆基下手，但自己只是一名医务人员，无人保护，帮助张澜和罗隆基的行为一旦被发现，特务军警们肯定会毫不犹豫地杀害自己，除了打击报复，还可"杀一儆百"，起到恐吓威慑作用。

金学曙没有上过战场，手里只拿过医疗器械，但日寇的炸弹令她父母双亡，成为孤儿的童年经历，给了她非同一般的坚毅和对战争与和平的深刻认识。她深知，唯有顺应民心的队伍，才能为人民争取到真正的和平，而自己冒着生命危险支持的，不正是这样的队伍吗？

为了国家和民族的未来，个人的生死又何足惜。虽有性命之忧，但是大义当前，年轻的金学曙毅然把生死置之度外，同意了罗隆基的请求。经过一番周密的策划，她告诉罗隆基自己晚间会来打针送药，借此机会可先转移一小部分文件，让他和张澜提前做好准备。

就这样，金学曙利用自身行医问诊的便利，凭借过人的胆识和机智，成功避开特务军警的耳目，历经多次惊心动魄、一波三折的迂回过程，终于把张澜和罗隆基保存的重要文件秘密转移，并分批销毁，确保了上海解放前夕一大批民主人士的安全。

永不下班的"仁心医者"

新中国成立后，金学曙马上就奔赴百业待兴的北京，投入新中国与人民日报社的建设事业中。在人民日报社工作几十年，"她酣睡中披衣而起，匆匆出门的场景"让人印象深刻，哪怕耄耋之年依然如此。

每天清晨 7 点前，金学曙医生就要带着提前蒸煮消毒好的注射器，先为有需要的患者上门打针送药。接着，要在单位辛勤工作。哪怕等到下班了、周末了，她还是不能休息，要到各个宿舍区义务出诊。无论黑夜白昼，无论寒冬酷暑，无论刮风下雨，只要病人需要，她都毫不犹豫、不顾疲劳，披上衣服就去出诊。

一次，夜里两点多，她突然听到有人不停地敲窗户，原来是患者家属。年过六旬的她毫不犹豫地起身收拾好医务用品，只和家人匆匆撂下了一句话："救人要紧!"

还有一次，大雨滂沱，北京从来没有下过那么大的雨，积水已没过小腿，但为了救治报社同仁，她还是不顾危险上门诊治，回来时已是全身湿透，她自己却无暇顾及，还再次打电话叮嘱病人家属。不想由于泥水太脏，且渗入肌肤，第二天她皮肤开始发炎，加之全身淋雨，发起了高烧。

2003 年，她已经 81 岁了，可报社同仁几十年来已习惯了有病便向她求助，忘记了她已不再年轻。她不顾高龄与家人的极力劝阻，还是那句话："救人要紧!"

老乡们眼中的"活菩萨"

"文化大革命"时期，金医生和人民日报社的干部群众一同去位于河南省平顶山市叶县和北京小汤山的"五七干校"劳动锻炼。干校条件异常艰苦，与北京没法比，加上繁重的体力劳动，令原本从事文职工作的很多报社人难以适应，有些人因此生病。

叶县干校条件虽然艰苦，但毕竟有医生在，比起驻地农民群众缺医少药的情况，还是要好得多了。金医生了解到当地老乡们的困难情况，就主动为他们送医上门，义务出诊。金医生对每一个患者都尽心诊治，不遗余力。得到治疗的乡亲们，一传十、十传百，都知道了金医生医术高明，人又和气，都想找她看病。遇到紧急情况，即便是半夜三更，道路泥泞，即便是漫天风雪，严寒刺骨，金医生都坚持前去，治病救人。

在一次次出诊过程中，金医生心痛地发现，因为缺医少药，当地产妇们没有条件去医院生产，都是在家里生孩子。而当地贫苦农民群众又缺乏医疗卫生常识，家里卫生条件也很差。此外，她们生孩子，不是在炕上生，而是在铺上稻草的地下生。农民家里也没有电灯，金医生都是跪在地下摸着黑给产妇接生。更糟的是，婴儿出生后，老乡们就用瓷碗碎片或树枝把脐带拉断，整个过程极不卫生，孩子和产妇都很容易感染，新生儿死亡率居高不下。

在为老乡们服务的过程中，金医生觉得自己因为不是专业妇产科医生，在接生方面还不够专业，就主动向领导提出，要到协和医院妇产科去学习。金医生在协和医院妇产科学习期间，遇到了妇科专家林巧稚，林巧稚看她年龄不小了（金医生那时已 50 多岁），却还学习得格外认真，心感好奇，就问她是哪个单位的。其他医生告诉林巧稚，这位金大夫是人民日报社的，是下放到五七干校的，因为不是专业学妇产科的，对于接生还不够熟悉，在这里进修一下，回去是要为贫苦农民服务。林巧稚一听金医生是为了更好地服务贫苦农民群众，便紧紧握着金医生的手说："好，那我们可得好好教你!"林巧稚对金医生十分照顾，让她在短时间内提高了很多。

很快，金医生就回到了干校，用她新学来的技术，更好地为老乡们服务。利用回京的机会，金医生还从本就十分紧张的工资中省下钱来，自费买了瓦数高的大电灯泡，又买上几块大塑料布，一路风尘仆仆地带回干校。就这样，金医生在干校这种异常困难的条件下，发挥自己的才智，组建了一个尽可能减少感染机会的"临时产房"：在接生时，金医生把买来的大灯一开，助产时的视野就清晰了许多；老乡们地下铺的稻草不卫生，她就把消过毒的塑料布铺在上面，既隔离了细菌，又方便清理；给新生儿剪脐带时也改用了消过毒的剪刀，孩子和产妇的感染率因此大大降低。这因地制宜又不费老乡一分钱的"临时产房",受到当地群众的极大欢迎,但因为没有产床,产妇们还是在地下生产,金医生他们仍然只能每次都跪在地下给产妇们接生,有时候遇到产程较长的情况,金医生一跪就是好几个小时。

那些年,不知多少濒临死亡的产妇和新生儿转危为安,多少险些家破人亡的家庭重获团圆。老乡们因此都称金医生为"活菩萨""金菩萨"。

这是质朴的老乡们所能想到的最好的词汇,但金学曙医生是不拜菩萨的。她有着更为坚定的信仰,那就是无数新中国建设者们共同的信仰,永远把国家和人民放在最高位置的共产党人共同的信仰。怀着金子一样灿烂光辉的共产主义信仰,怀着鲜血一样炽热浓烈的伟大爱国情怀,金学曙医生蜡烛般燃尽了自己的一生,为那面共和国的旗帜,添上了一抹绚丽的殷红,永远飘扬在千千万万中华儿女的心中。

"糖丸爷爷"顾方舟

顾方舟，出生于 1926 年，医学科学家、病毒学专家，中国医学科学院北京协和医学院原院长、一级教授，曾被授予"人民科学家"国家荣誉称号，被评为"感动中国 2019 年度人物"。顾方舟医生对脊髓灰质炎的预防及控制进行了长达 42 年的研究，是我国组织培养口服活疫苗开拓者之一。

由小家到大家，毅然选择从医路

顾方舟出生在上海，他父亲是做海关工作的，在那个战乱的年代，没有什么工作是稳定的，顾方舟的父亲就经常性去到各地任职。顾方舟小时候跟着父亲去过不少地方，渐渐地也对父亲的工作充满向往，如果不是因为一件意外，可能顾方舟长大后就会步入和父亲一样的道路。

1931 年，5 岁的顾方舟迎来了噩耗，年仅 33 岁的父亲因为感染了黑死病离开了人世，顾家的命运仿佛一夜之间发生了转变。父亲去世，家里丧失了最主要的经济来源，母亲痛苦不已的同时，还要养活4个孩子，生活的重担压得一家人喘不过气来。

一天，母亲把顾方舟叫到面前，语重心长地说了一句："孩子，以后去学医吧，当医生是人家求你，而不是你求人家。"

父亲患病时，母亲为了给父亲求医，几乎是跪着哀求医生，可最终还是没能挽回父亲的生命，为此母亲也投入了护士的行业，在天津开了一家助产诊所。

顾方舟后来也经常说"我是在母亲的心愿下走上学医这条道路的"，当然父亲的去世也给了他很深的影响。

随着父亲"走南闯北"之际，他就亲眼看见了许许多多遭受疾病折磨的人，二十世纪三四十年代，中国的卫生条件很差。许多人吃都吃不饱，更别提干净了，而且受到战乱影响，人们朝不保夕，也没人去在意卫生条件了。

1944年，18岁的顾方舟考入了北京大学医学院，勤奋好学的他不仅学习成绩优异，还经常做些"善事"，利用课余时间到学校外进行"义务看病"。一方面"义务看病"培养了他医学技术和医学知识，另一方面也促使他加入了中国共产党，"中国共产党为人民"成了他至死不渝的信念。

1948年，顾方舟从北京大学医学院毕业，老师建议："你去当外科医生吧，中国正缺少优秀的外科医生。"可顾方舟却不这样认为，他觉得中国的外科医生虽不多但也不少，可研究公共卫生的医生却十分稀有，战争总会结束，与其多救治几个受伤的病人，不如去拯救未来中国千千万万的人。怀着这样伟大的想法，他投入到了公共卫生研究领域，成了专注于公共卫生事业的医生。

肩负重任，出国留学

1950年，朝鲜战争爆发，顾方舟"临危受命"接受国家派遣，上了前线当起了战地医生，志愿军战士们喝雪水，吃冰馒头，患痢疾的不在少数。顾方舟在朝鲜战场上待的时间不久，但他的感触却很深，他曾回忆起当时的场景："以前我总以为，只有人会因为生活条件限制，迫不得已患上痢疾。"可在战场上，许许多多的战士前赴后继，不顾生命危险保家卫国，"他们本可以不用患病的"，顾方舟流泪说道。

为了打败敌人，身体安危早已经被他们抛之脑后，这样不顾一切的精神令他感动，也让他下定决心："不仅要救治战士，更要使千千万万的人免受疾病的痛苦。"

然而到了1951年，一封让他速速回国的电报交到了他的手上，当时他还迷惑不已，还有许多的战士在等待着他治疗，他怎么能抛弃他们先一步回国呢？

他暂时收起疑惑，听从了上级的指派，原来，是周恩来总理下令，让包括他在内的一些优秀医生到苏联学习，因为有更"艰巨的任务"在等着他。

顾方舟不知道的是，朝鲜战争已经是临近尾声了，国内各种各样的传染病困扰着中国的卫生事业，国家需要他，他义不容辞。1951 年 7 月，他踏上了苏联求学的道路，在苏联医学科学院病毒学研究所学习，一直到 1955 年取得了病毒学博士学位，成了新中国成立后极其稀缺的医疗专家。

为了千万孩子，"咬紧了牙关干"

顾方舟的名字会与孩子们联系在一起，是因为一种顽劣的疾病——小儿麻痹症，医学名称是脊髓灰质炎，一种严重威胁儿童健康的急性传染病。

20 世纪 50 年代，小儿麻痹症在国内暴发，病毒从江苏南通逐渐蔓延至全国各地，随后迅速蔓延，青岛、上海、济宁、南宁……脊髓灰质炎的罹患者基本是儿童，既无药可医，又没有预防办法。

一时间，全国闻之恐慌。

1957 年春，原卫生部副部长崔义田亲自找顾方舟谈话，把这个艰巨的任务交给了顾方舟。担此重任时，他年仅31 岁。

临危受命的顾方舟调查了国内几个地区脊髓灰质炎患者的粪便标本，分离出脊髓灰质炎病毒并成功定型，发表了《上海市脊髓灰质炎病毒的分离与定型》。这项研究是我国首次用猴肾组织培养技术分离出病毒，并用病原学和血清学的方法证明I型为主的脊灰流行。以此研究为标志，顾方舟打响了攻克脊灰的第一战。

1959年3月，卫生部决定派顾方舟等人到苏联考察脊灰疫苗的生产工艺。

当时，美国和苏联均研制出了脊髓灰质炎疫苗，疫苗分为活疫苗和死疫苗两种。死疫苗安全、低效、昂贵，活疫苗便宜、高效但安全性仍有疑问。

一时间，"死""活"疫苗两派各持己见，争执不下，更没有人能解答中国要选择哪一条疫苗路线。

顾方舟结合当时的中国国情，给出了自己的判断——若决定用死疫苗，虽可以直接投入生产使用，但国内无力生产；若决定用活疫苗，成本只有死疫苗的千分之一，但得回国做有效性和安全性的研究。他果断建议：我国不能走死疫苗路线，要走活疫苗路线。

不久，卫生部采纳了顾方舟的建议。1959年12月，经卫生部批准，中国医学科学院与在北京的卫生部生物制品研究所协商，成立脊灰活疫苗研究协作组，顾方舟担任组长，进行脊髓灰质炎疫苗的研究工作。

1959年，我国脊灰疫苗生产基地在昆明设立。不久后，为了毕生的科研事业，顾方舟举家迁往昆明，他曾这样回忆道："那段时期真是太艰苦了，可是大家在那个时候确实是勒紧了裤带，咬紧了牙关干。"

不顾危险，喝下第一瓶疫苗溶液

1960 年春节前夕，由顾方舟率领的试生产小组，在北京生物制品研究所生产出了中国第一批 500 万人份脊灰减毒活疫苗。在一期阶段，顾方舟和同事们决定自己先试用。他冒着可能瘫痪的危险，喝下了第一瓶疫苗溶液。

一周过去了，顾方舟没有任何不适。

然而，他依然面临着一个一直担忧的问题——成人本身大多就对脊灰病毒有免疫力，必须证明这疫苗对小孩也安全才行。那么，找谁的孩子试验呢？又有谁愿意把孩子留给顾方舟做试验呢？

望着已经进展至此的科研，他咬了咬牙，作出了一个惊人的决定：拿自己刚满月的儿子做试验。

在他的感召之下，同事们也纷纷给自己的孩子服用了疫苗。测试期慢慢过去了。面对着孩子们的笑脸，顾方舟和同事们喜极而泣。

有人这样评价，这些初为人父母的年轻人，用一种看似残酷的执着，表达着对国家、对人民、对科学的爱。

顾方舟的疫苗经过了 Ⅰ、Ⅱ、Ⅲ 期临床试验，Ⅲ 期临床试验的圆满成功，表明顾方舟研究的疫苗可以投入生产、给全国儿童服用了。

可又一个问题出现了，孩子们不愿意"喝"疫苗。"那就做成糖丸吧!"顾方舟当机立断,以奶粉、奶油、葡萄糖和疫苗混合,做出了"固体疫苗",孩子们愿意吃,也方便了运输和保存。此后,顾方舟一直奋斗在"糖丸"疫苗的继续研发当中,他要找出一个最合理、最实用、最有效的配比。1985 年,三价糖丸疫苗成功诞生,并开始全国推广。经过数十年的努力,2000 年,脊髓灰质炎被中国彻底"消灭",中国已经没有一例脊髓灰质炎病症。

就这样,一颗小小的白色糖丸成了许多孩子的童年记忆,"糖丸爷爷"的称号也由此而来。

感动中国 2019 年度人物组委会用这样一段话概括了顾方舟的一生:"舍己幼,为人之幼,这不是残酷,是医者大仁。为一大事来,成一大事去。功业凝成糖丸一粒,是治病灵丹,更是拳拳赤子心。你就是一座方舟,载着新中国的孩子,渡过病毒的劫难。"斯人已去,精神永存,让我们永远怀念"糖丸爷爷"。

"抗疫国士"钟南山

钟南山，1936 年 10 月出生，福建厦门人，中国工程院院士，抗击"非典"特等功臣，公共卫生事件应急体系建设的重要推动者。2009 年被评为"100 位新中国成立以来感动中国人物"，2018 年被党中央、国务院授予"改革先锋"称号。2020 年 9 月，被授予"共和国勋章"。

"从最基本的事情干起"

钟南山生于一个典型的医生之家。他的父亲钟世藩毕业于北京协和医学院，是著名的儿科专家；母亲廖月琴，同样毕业于北京协和医学院，是广东省肿瘤医院创始人之一。

钟南山曾说，在他的生活中，对他影响最大的就是父亲钟世藩，而对别人的同情心都是从母亲那里学来的。

1955 年，钟南山考入北京医学院，1960 年毕业后从事放射医学教学。1965 年，钟南山加入了中国共产党。1971

年，他从北京调入广州市第四人民医院，"从最基本的事情干起"。

1979 年，钟南山成为改革开放后中国首批公派留英人员。在出国之前，他的英语还不流利。在英国，他一个月只有 6 英镑的生活费，剪头发都得自己剪，有时不够钱坐公共汽车，他就跑步去医院。

尽管不容易，但钟南山坚持了下来。在英国求学期间，他对呼吸系统疾病的防治研究取得了 6 项重要成果，完成了 7 篇学术论文，其中有 4 项分别在英国医学研究学会、麻醉学会及糖尿病学会上发表。

1981 年 11 月，钟南山回到中国，一直在广州呼吸疾病研究所工作，并于 1996 年当选为中国工程院院士。

钟南山酷爱运动和健身。一个令人津津乐道的话题，是他如今依然保持着北京医学院（后变更为北京大学医学部）110 米栏（成绩是 15 秒 9）和 400 米栏（成绩是 55 秒 1）两项纪录。

现在，在中国互联网上可以找到许多钟南山的"肌肉照"，他健身、打篮球和跑步的照片也广为流传。2020 年 7 月，中国篮球协会主席姚明专门邀请钟南山和他的夫人、中国女篮前国家队主力球员李少芬到现场观看了 CBA 的比赛，并请钟南山对 CBA 的比赛进行了防疫指导。

"我非常佩服运动员的拼搏精神，其实我们搞医疗也一样，不到最后，不能放弃。"钟南山说。

面对"非典" 临危不惧

钟南山的名字，和中国的公共卫生事业紧紧连在一起。2003 年初，"非典"疫情突如其来，他不顾生命危险应对灾难，夜以继日地工作，曾连续 38 个小时没合眼，由于过度疲劳，累倒在工作岗位上。他的态度很明确："病人的生命重于一切。医院是战场，作为战士，我们不冲上去谁冲上去?"他主动请缨："把最危重的'非典'病人集中收治到我们这里!"

面对肆虐的"非典"疫情，他临危不惧，在"非典"病因不明的情况下，他以客观事实和临床经验为依据，不赞同"衣原体是病因"的观点，以实事求是的科学态度坚持真理，最终证实"非典"是一种新型冠状病毒，通过精心制定治疗方案，挽救了很多病人的生命，最终使广东成为全球"非典"病人治愈率最高、死亡率最低的地区之一，表现了一个科学家严谨求真的治学态度。通过"非典"事件，他建言献策推动公共卫生应急体系建设，积极倡导与国际卫生组织合作，主持制定了我国"非典"等急性传染病诊治指南，最早制定出《非典型肺炎临床诊断标准》，探索出"三早三合理"的治疗方案，在全世界率先形成一套富有明显疗效的防治经验，得到了世界卫生组织的肯定，认为对全世界抗击非典型肺炎具有指导意义，是中国对世界的贡献。

多年来，钟南山坚守在抗击疫情第一线，主动承担起突发公共卫生事件代言人的角色，在雾霾治理、室内空气污染、甲型流感防控等公共事件中继续敢于发声、传递真知、稳定人心。他带领团队探索建立符合中国国情的呼吸道重大传染病防控体系，建立了国际先进的新发特发呼吸道重大传染病"防—治—控"医疗周期链式管理体系，为推动我国建立公共卫生防治体系、提高重大疫情侦察监测能力和效率、加强应急队伍建设等方面发挥了重要作用，对圆满处置 H5N1、H1N1、H7N9、H5N6、MERS 流感等突发疫情发挥了积极的作用。

抗击"新冠" 奋战一线

"作为医生，我体会最深的是生命至上，是在救治新冠患者时不放弃每一个生命。在保护人民生命安全面前，我们必须不惜一切代价，我们也能够做到不惜一切代价。"新冠疫情发生后，84 岁的钟南山长期奋战在抗疫一线。不仅如此，他带领的年轻团队在科研攻关、临床救治方面也取得了卓越的成绩。

2020 年 9 月 8 日，习近平总书记在全国抗击新冠肺炎疫情表彰大会上，向钟南山颁授"共和国勋章"，肯定其在抗击新冠肺炎疫情斗争中作出的杰出贡献。钟南山认为，获得"共和国勋章"是党和政府对抗疫医务工作者给予的最高礼遇，对他来讲更多的是一种责任。9月10日，在广州医科大学附属第一医院庆祝第36个教师节大会上，钟南山透露，会后，他对习近平主席讲了几句话："我抓紧时间表达我的意思。第一句，主席您的讲话太好了。第二句，我想'请战'，希望能建立一个更好的平台，把抗疫的药物和疫苗研究更好地做下去。我写了封信给您。"

当天回到广州，钟南山远远就看到一片"星光"在闪烁，原来是迎接他的师生用手机灯点亮的星空，他们高喊着"南山风骨，国士无双"，堪称大型追星现场。钟南山幽默地透露说，走红地毯去领奖时，他故意走快点。"说明我还没老，还可以干点事！"

2020年新冠疫情暴发时，84岁的钟南山提醒公众"没什么特殊情况，不要去武汉"，他却拿着无座票，毅然挤上广州开往武汉的高铁餐车。多少次，钟南山哽咽地说出"全国帮忙，武汉是能够过关的！"从"肯定存在人传人"到"我们挺过来了"，在每一个最为焦灼的节点，钟南山总能站出来说出真相。

敢医敢言，勇于担当。作为我国呼吸疾病研究领域的领军人物，钟南山提出的防控策略和防治措施挽救了无数个生命，在非典型肺炎和新冠肺炎疫情防控中，作出了巨大贡献。

2020年8月27日，使用体外膜肺氧合（ECMO）辅助支持长达 111 天的新冠患者老刘，从广州医科大学附属第一医院康复出院，创造了新的救治奇迹。

"我们团队就是有这么个韧劲，抢救就是从偶然到必然的过程。"钟南山跟国外同行交流时，他们觉得很惊讶，团队能够在这么长的时间里同时解决患者的出血问题和凝血问题。钟南山表示，ICU 团队所有人在困难面前选择坚守，生命可贵，他们从不轻言放弃。

钟南山说，不要受到旧思想的禁锢，也不要受教科书的限制。"我看教科书上从来没有人提到这么长时间使用 ECMO 的，但他就是活过来了。"

疫情在全球蔓延后，在一线指导救治的同时，钟南山始终坚守在国际医学研究一线，与全世界同行连线交流中国的抗疫经验。钟南山认为："只要有一个国家不进行干预，全球新冠疫情就不会消失。大家要相互支持。"

从抗击"非典"到抗击新冠疫情，我国科研攻关能力在战"疫"中历经锤炼。钟南山说，抗击"非典"时更偏重救治患者；新冠战"疫"中，我们把科研攻关提高到与临床救治同样重要的位置。

"80 岁还可以干很多事"

眼下，钟南山仍然在医院一线工作，这也让"挂钟院士的号"成为很多患者的最大心愿。

钟南山每周都安排固定时间坐诊"专家门诊"，一般一个下午看 10 多个患者，都是经过筛选的疑难杂症。他对每个病人的病情都会仔细询问。一些病人说，钟南山总是会把听诊器焐热了，才放在病人身上。这让他们非常感动。

"医学是对人的治疗，医生是治病人，而不仅仅是治病。"钟南山曾在记者采访时这样说。

钟南山也长期坚守在国际医学研究一线。2009 年，国际临床医学权威杂志《柳叶刀》公布了 3 篇 2008 年度最优秀论文，由钟南山领衔的论文《羧甲司坦对慢性阻塞性肺疾病急性发作的作用（PEACE 研究）：一项随机安慰剂对照研究》，得票数最高。

2020 年以来，钟南山率领团队发表多篇新冠肺炎论文，并先后数十次以线上、线下方式参加各类国际交流，介绍中国抗疫经验，研讨全球抗疫形势，得到了与会全球医学和科技界人士的高度赞誉。

在一次国际会议中，他说："因为我们走过了艰难的路，所以要相互支持，通过交流让其他国家少走弯路。"

在钟南山的人生字典里，从来没有"停步"二字。他一刻也不闲着，还有很多事情在规划中。他始终坚持医生为病人服务的根本。几十年如一日，每周坚持出门诊看病人、查房，会诊、科研、带研究生，样样不落，已成习惯。

他自诩是"80 后"，这位"80 后"院士正在带领团队研发一种抗癌药，该项研究已经做了 26 年；他还希望再奋斗20年，建设亚洲最大的心肺呼吸研究中心，包括对疑难病症的科研、培训、治疗，打造一个产学研中心。

他从教数十年，坚持推动医学教育改革创新，注重国际视野，成立了"南山班"，培养了一大批拔尖人才。他深情寄语学员："我们的目标不是培养英语流利、却去国外实验室做高级打工仔的人，而是创新型的中国医学实用人才。"

"贤以弘德" 张伯礼

张伯礼，男，汉族，1948 年 2 月出生，河北宁晋人。中共党员，第十三届全国人大代表、中国工程院院士、天津中医药大学校长、中国中医科学院名誉院长，"重大新药创制"科技重大专项技术副总师，国家重点学科中医内科学科带头人。"贤以弘德、术以辅仁"是张伯礼从医的座右铭。在 2020 年抗击新冠疫情期间，他主持研究制定中西医结合救治方案，指导中医药全过程介入新冠救治，取得显著成效，为疫情防控作出重大贡献。2020 年 8 月，获得"人民英雄"国家荣誉称号。

"国有危难时，医生即战士。宁负自己，不负人民！"2020 年 1 月 26 日，临危受命、星夜赴汉的张伯礼出发前写下了这句铮铮誓言。从 1 月 27 日开始，他多次进入"红区"，白天指导会诊、调制处方、巡查医院，晚上开会研究治疗方案。2 月 16 日，劳累过度的张伯礼胆囊炎发作，他不想耽搁分秒，只想保守治疗，直到中央指导组领导强令其"不能再拖，必须手术"。术前，照例征求家属意见，他怕老伴担心，说："不要告诉家人，我自己签字吧。"

术后第一天，张伯礼便开始处理文件。第二天，在连线中国工程院召开的视频会议前，因担心病情为外界所知而影响士气，他把自己的上衣套在病号服外，衣领拉高，在病房角落的木椅上坐了整整 4 个小时。大家劝他卧床休息，他说："仗正在打，我不能躺下！"负责照顾张伯礼术后生活的天津中医药大学在读博士黄明回忆："老师身体非常虚弱，一动全身冒汗，但国家信任他，他就撑着干。"术后第三天，张伯礼便再次投入一线战斗，他乐观又风趣地说："肝胆相照，我把胆留在这儿了。"

天津中医药大学第一附属医院风湿免疫科副主任、第四附属医院（滨海新区中医院）执行院长张磊是张伯礼的儿子。疫情发生后，他第一时间递交请战书恳请奔赴湖北，未被批准，又通过电话、微信、书面等方式多次表达愿望。张磊说："我是党员，又是科室领导，还是有抗击'非典'、禽流感经验的医生，无论哪一种身份，都责无旁贷。"最后，组织终于批准了张磊的请求，同意他出征武汉，到江夏方舱医院援助。

愚顽常思聆父训，草茅未敢忘国忧。出征前，张磊电话连线父亲，张伯礼很欣慰，"我支持你，党和人民的需要就是使命"，并嘱咐儿子不要来看自己，要看好病人，照顾好同事。

张磊在江夏方舱医院承担的是取咽拭子工作。这是

"红区"最危险的工作，极易被患者呛咳喷出的病毒感染。"我应该冲在前面，我们几个主任都是这样做的，我凭嘛特殊？"在2月24日的《战地日记》中，张磊记录了第一次进舱经历：顺利完成6个小时工作，带着两名同志开医嘱，取了咽拭子，经过严格的出舱环节，走出医护人员通道时全身已然湿透。他想到了同样在一线作战的老父亲，在微信朋友圈分享了歌曲《你永不独行》。

这并非父子俩第一次在国家重大疫情防控中并肩鏖战。

2003年"非典"肆虐。张伯礼挺身而出，迅速组建中医医疗队，担任中医治疗"非典"总指挥，中西医结合疗法在控制病情恶化、改善症状等方面发挥了显著作用。张磊则忙碌于天津医科大学总院的急诊室、隔离病房，救治"非典"患者。2020年，父子同在抗击新冠疫情一线，却未曾见上一面。直到方舱"清零"的3月10日，张磊才见到了久违的父亲。不善言辞的他在日记中向父亲表白："这个'老头儿'和在武汉、在湖北、在全国各地亿万名默默无闻的、平凡的人们一样，在自己的岗位上尽力工作。也正是这些平凡的人们，使我们终于看到了胜利的曙光，我为可以成为他们中的一员而荣幸之至。愿樱花烂漫时，共庆胜利。黄沙百战穿金甲，不破楼兰终不还！"

伟大抗疫精神是中国精神的生动诠释

新冠疫情是新中国成立以来我国遭遇的传播速度最快、感染范围最广、防控难度最大的一次重大突发公共卫生事件，也是百年来全球发生的最严重的传染病大流行。

党中央将疫情防控作为头等大事来抓。习近平总书记亲自指挥、亲自部署，坚持把人民生命安全和身体健康放在第一位，提出坚定信心、同舟共济、科学防治、精准施策的总要求。

经过艰苦卓绝的努力，我国用1个多月的时间初步遏制疫情蔓延势头，用2个月左右的时间将本土每日新增病例控制在个位数以内，用3个月左右的时间取得武汉保卫战、湖北保卫战的决定性成果，进而又接连打了几场局部地区聚集性疫情歼灭战，取得了全国抗疫斗争重大战略成果。

2020年9月8日，习近平总书记在全国抗击新冠肺炎疫情表彰大会上指出："在这场同严重疫情的殊死较量中，中国人民和中华民族以敢于斗争、敢于胜利的大无畏气概，铸就了生命至上、举国同心、舍生忘死、尊重科学、命运与共的伟大抗疫精神。"

生命至上，为了保护人民的生命安全，
我们什么都可以豁得出来

生命至上，集中体现了中国人民深厚的仁爱传统和中国共产党人以人民为中心的价值追求。

病毒突袭而至，疫情来势汹汹，人民生命安全和身体健康面临重大威胁。党中央坚持人民至上、生命至上，迅速打响疫情防控的人民战争、总体战、阻击战。

大疫如大考。党中央、国务院统筹疫情防控和医疗救治，采取最全面最彻底的防控措施，前所未有地采取大规模隔离措施，前所未有地调集全国资源开展大规模医疗救治。

成立中央应对疫情工作领导小组，加强对全国疫情防控的统一领导、统一指挥。向武汉派出中央指导组，指导湖北省、武汉市加强疫情防控工作。国务院建立联防联控机制，发挥协调作用，加强医务人员和医疗物资调度，根据疫情发展变化相应调整防控策略和重点工作。建立严格的疫情发布制度，依法、及时、公开、透明发布疫情信息。

生命重于泰山。武汉和湖北是疫情防控阻击战的主战场。仅用 10 多天时间先后建成火神山医院和雷神山医院，大规模改建 16 座方舱医院，调集 346 支国家医疗队、4 万

多名医务人员以及最急需的资源、最先进的设备千里驰援，举全国之力实施规模空前的生命大救援。坚持中西医结合，全力以赴救治每一名患者，治疗费用全部由国家承担。

各级党委和政府、各部门各单位各方面闻令而动，全国农村、社区、企业、医疗卫生机构、科研机构、学校、军营各就各位。全国迅速形成统一指挥、全面部署、立体防控的战略布局，有效遏制了疫情大面积蔓延，最大限度保护了人民生命安全和身体健康。

举国同心，14亿多中国人民同呼吸、共命运，肩并肩、心连心，绘就了团结就是力量的时代画卷

举国同心，集中体现了中国人民万众一心、同甘共苦的团结伟力。

在党中央坚强领导下，中国人民风雨同舟、众志成城，发扬一方有难、八方支援精神，构筑起疫情防控的坚固防线。

面对肆虐的疫情，广大人民群众生死较量不畏惧、千难万险不退缩，或向险而行，或默默坚守，以各种方式为疫情防控操心出力。14亿多中国人民同呼吸、共命运，肩并肩、心连心，绘就了团结就是力量的时代画卷！

"坚持在家不出门，我为防疫作贡献。"在疫情最严峻的时候，武汉市民在朋友圈里这样相互鼓励。武汉人民、

湖北人民识大体、顾大局，自觉服从疫情防控大局需要，主动投身疫情防控斗争，为阻断疫情蔓延、为全国抗疫争取了战略主动，作出了巨大牺牲和重大贡献。

各行各业扛起疫情防控的责任，国有企业、公立医院勇挑重担，460多万个基层党组织冲锋陷阵，400多万名社区工作者在全国65万个城乡社区日夜值守，各类民营企业、民办医院、慈善机构、养老院、福利院等积极出力，广大党员、干部带头拼搏，人民解放军指战员、武警部队官兵、公安民警奋勇当先，广大科研人员奋力攻关，数百万快递员冒疫奔忙，180万名环卫工人起早贪黑，新闻工作者深入一线，千千万万志愿者和普通人默默奉献……

舍生忘死，中国人民用明知山有虎、偏向虎山行的壮举，书写下可歌可泣、荡气回肠的壮丽篇章

舍生忘死，集中体现了中国人民敢于压倒一切困难而不被任何困难所压倒的顽强意志。

面对疫情，中国人民没有被吓倒，而是用明知山有虎、偏向虎山行的壮举，书写下可歌可泣、荡气回肠的壮丽篇章！中华民族能够经历无数灾厄仍不断发展壮大，从来都不是因为有救世主，而是因为在大灾大难前有千千万万个普通人挺身而出、慷慨前行！

危急时刻，又见遍地英雄。广大医务人员白衣为甲、

逆行出征，舍生忘死挽救生命。他们是最美的天使，是新时代最可爱的人！

"国有危难时，医生即战士。宁负自己，不负人民。"中国工程院院士张伯礼以71岁高龄赶到武汉，为患者制定中医治疗方案。

"我必须跑得更快，才能从病毒手里抢回更多病人。"时任武汉市金银潭医院院长的张定宇，不顾身体病痛，向险而行、冲锋在前。

"2003年'非典'的时候你们保护了我们，今天轮到我们来保护你了。"一大批90后、00后医务人员放弃春节与家人团聚的机会，投身武汉和湖北抗疫一线。

在武汉保卫战、湖北保卫战中，54万名湖北省和武汉市医务人员冲锋在前，全国4万多名军地医务人员毅然驰援。在全国抗疫一线，数百万名医务人员坚守岗位，与病毒赛跑。他们以对人民的赤诚和对生命的敬佑，争分夺秒、连续作战，挽救了一个又一个垂危生命，用血肉之躯筑起阻击病毒的钢铁长城。

尊重科学，把遵循科学规律贯穿到决策指挥、病患治疗、技术攻关、社会治理的各方面全过程

尊重科学，集中体现了中国人民求真务实、开拓创新的实践品格。

面对前所未知的新冠病毒，党中央秉持科学精神、科学态度，把遵循科学规律贯穿到决策指挥、病患治疗、技术攻关、社会治理的各方面全过程。

在没有特效药的情况下，实行中西医结合，先后推出八版全国新冠肺炎诊疗方案，筛选出"三药三方"等临床有效的中药西药和治疗办法，被多个国家借鉴和使用。

实施科研应急攻关。第一时间研发出核酸检测试剂盒，推出一批灵敏度高、操作便捷的检测设备和试剂。布局5条技术路线的新冠病毒疫苗研发。5条技术路线已实现临床试验全覆盖，已经有4款疫苗获批准附条件上市，3款疫苗获批紧急使用。

根据疫情形势，国务院联防联控机制先后推出8个版本的全国新冠肺炎疫情防控方案。充分利用大数据、人工智能等新技术，进行疫情趋势研判。开展流行病学调查，努力找到每一个感染者、穷尽式地追踪密切接触者并进行隔离。经居民个人授权，推广个人健康码、通信大数据行程卡，作为出行、复工复产复学、日常生活及出入公共场所的凭证，并根据查询结果进行管控通行和分类处置，实现分区、分级的精准防控。

无论是抢建方舱医院，还是多条技术路线研发疫苗；无论是开展大规模核酸检测、大数据追踪溯源和健康码识别，还是分区分级差异化防控、有序推进复工复产，都是对科学精神的尊崇和弘扬，都为战胜疫情提供了强大科技支撑。

命运与共，充分展示了讲信义、重情义、扬正义、守道义的大国形象

命运与共，集中体现了中国人民和衷共济、爱好和平的道义担当。

大道不孤，大爱无疆。我国秉承"天下一家"的理念，不仅对中国人民生命安全和身体健康负责，也对全球公共事业尽责。我国发起了新中国成立以来援助时间最集中、涉及范围最广的紧急人道主义行动，为全球疫情防控注入源源不断的动力，充分展示了讲信义、重情义、扬正义、守道义的大国形象，生动诠释了为世界谋大同、推动构建人类命运共同体的大国担当。

疫情防控期间，我国本着公开、透明、负责任的态度，积极履行国际义务。第一时间向世界卫生组织、有关国家和地区主动通报疫情信息，第一时间发布新冠病毒基因序列等信息，第一时间公布诊疗方案和防控方案，毫无保留同各方分享防控和救治经验。

山川异域，风月同天。我国人民永远不会忘记，在抗击疫情最困难的时候，国际社会所给予的支持和帮助。在自身疫情防控仍然面临巨大压力的情况下，中国尽己所能为国际社会提供援助。

疫情常态化防控以来，我国一手抓疫情防控，一手抓

经济发展，稳步推进复工复产。2020 年，我国 GDP 同比增长 2.3%。我国成为全球唯一实现经济正增长的主要经济体，三大攻坚战取得决定性成就，科技创新取得重大进展，改革开放实现重要突破，民生得到有力保障。

　　抗击新冠肺炎疫情斗争取得重大战略成果，充分展现了中国共产党领导和我国社会主义制度的显著优势，充分展现了中国人民和中华民族的伟大力量，充分展现了中华文明的深厚底蕴，充分展现了中国负责任大国的自觉担当，极大增强了全党全国各族人民的自信心和自豪感、凝聚力和向心力，必将激励我们在新时代新征程上披荆斩棘、奋勇前进。

五、法规制度

党的十八大以来，各地区各部门以改革创新为动力，推动建立健全医疗卫生系统各项制度。本篇收集了近年来医疗卫生系统的部分规章制度，并有针对性地进行了摘录，督促医疗卫生系统党员干部和公职人员增强纪法意识，严格遵规守纪，始终做到不放纵、不越轨、不逾矩。

全国医疗机构及其工作人员
廉洁从业行动计划
（2021—2024 年）

（2021 年 8 月 6 日）

医德医风事关行业形象，事关群众切身利益，事关医疗卫生事业发展。全面贯彻党中央、国务院关于党风廉政建设的有关要求，根据新形势下医疗机构及其工作人员行风问题总体情况，进一步加强行业作风建设、提升廉洁从业水平、创新行风监管治理举措，对于促进医疗卫生事业高质量发展、落实党史学习教育要求、让人民群众切实感受到医疗卫生事业发展成效、提高患者满意度等具有重要意义。为持续净化行业风气，维护风清气正的良好医疗环境，确保卫生健康工作"十四五"开好局、起好步，制定本行动计划。

一、总体要求

以习近平新时代中国特色社会主义思想为指导，深入学习贯彻习近平总书记在十九届中央纪委五次全体会议上的重要讲话精神，认真落实党中央、国务院关于党风廉政工作的决策部署，强化底线思维和红线意识，围绕影响群众看病就医感受的突出行风问题，坚持"管行业必须管行风"、"谁主管谁负责"，坚持标本兼治、源头治理，坚持系统施策、综合监管，切实解决群众身边的"烦心事"，持续纠治医疗领域的不正之风，维护医疗行业公平正义，推动新时代行风建设工作不断取得新成效。

二、工作目标

自 2021 年至 2024 年，集中开展整治"红包"、回扣专项行动，加大监督检查、执纪执法力度，对违反行业纪律的医务人员，批评教育一批、通报处理一批、严肃清理一批，对涉嫌利益输送的各类机构，严肃惩处、移送线索、行业禁入，持续保持对"红包"、回扣行为的高压打击态势。建立健全医疗机构内行风建设工作体系，完善院内管理制度、提升行风管理软硬件水平，构建打击"红包"、回扣等行风问题的长效机制，巩固拓展作风建设成效，提升群众看病就医的获得感，为医疗卫生行业高质量发展提供切实保障。

三、加强学习教育，提高思想认识

（一）深入开展行业作风教育。地方各级卫生健康行政部门（含中医药主管部门，下同）认真组织广大干部职工和医务人员深入学习领会习近平总书记关于党风廉政建设的重要论述、对卫生健康领域的重要指示批示和"敬佑生命，救死扶伤，甘于奉献，大爱无疆"的新时期职业精神，大力弘扬伟大抗疫精神，弘扬"大医精诚"传统医德医风，有的放矢地进行职业道德教育，不断提高职业道德素质，强化新时期卫生健康工作宗旨观念。

（二）重视党对行风工作的引领作用。充分发挥党员干部的带头引领作用，以党风引导行风，以干部带领群众。充分运用好开展党史学习教育的有利契机，以党史教育指引行风建设。不断总结运用好党风廉政工作中的优秀经验，选树先进典型，宣传优秀事迹，引导广大医务人员见贤思齐，增强自觉抵制行业不正之风的思想定力。

（三）开展集中学习。医疗机构要根据此次行动计划要求，结合本地区本单位实际情况，确定学习教育的具体内容，综合运用主题教育和警示教育形式，注重"身边事教育身边人"。制定学习培训计划，每月至少安排一次专题学习，主要负责同志要带头开展行风教育工作，组织安排重点岗位工作人员进行重点教育，确保此次行风教育实现100%覆盖。

（四）营造浓厚氛围。各级地方卫生健康行政部门要综合运用各类应用程序、网络等多种媒介形式，推送教育内容，广泛开展学习活动。医疗机构要充分运用网站首页置顶、院内电子屏滚动播放、显著位置张贴海报、组织院内和科室内线上线下学习等形式深入开展学习教育工作，进一步强化廉洁文化建设，推进廉洁从业要求全面落实，形成风清气正的医疗机构内部文化氛围。

四、完善管理体系，落实主体责任

（五）进一步完善行风管理体系。进一步建立健全卫生健康行政部门牵头的纠正医药购销领域和医疗服务中不正之风工作机制，优化卫生健康行政部门内的行风工作协调管理机制。医疗机构要完善行风管理队伍，按照工作需要全面配齐本单位负责行风建设工作专（兼）职工作人员，选配人员应当具备相应的知识储备、行业背景和工作能力。

（六）优化医疗机构行风管理架构。各级各类医疗机构要坚决落实行风建设的主体责任，进一步明确医疗机构主要负责同志是本单位行风管理的第一责任人、是此次工作的第一承办人，建立由主要负责同志担任组长、分管负责同志担任副组长、办公室设在行风管理经办部门机构内的专项工作机制，办公室承担宏观指导、统筹协调职责，负责机构内行风管理政策制定、具体工作任务安排，院本级纪检监察、人事、财务、信息、质控、护理、药剂、设备、医保等相关部门要按职责分工，全程参与、切实履行行风管理职责。

（七）构建打击"红包"、回扣长效机制。各级地方卫生健康行政部门要持续完善对"红包"、回扣行为的投诉举报、调查处理、督导检查体系，要构建与有关部门的线索移交、核实处置、跟踪反馈机制。医疗机构要建立完善重点岗位、重点人员、重点医疗行为、重点药品耗材等关键节点的监测预警体系，形成具有可行性的"红包"、回扣主动上缴、线索反映、调查核实、处置上报等管理制度。利用多种形式开展随访，借鉴患者满意度测评的做法和经验，在门诊挂号结算或者办理出入院手续时开展即时行风满意度评价，搜集工作线索。

五、优化内部管理，遏制"红包"行为

（八）细化明确"红包"内容。各级地方卫生健康行政部门、医疗机构应当结合实际情况，对医务人员在从事诊疗活动过程中，患者及其亲友的礼品、礼金、消费卡和有价证券、股权、其他金融产品等财物，其安排、组织或者支付费用的宴请或者旅游、健身、娱乐等活动安排均应认定为"红包"，应全部纳入此次专项行动整治范围，并按照各地的具体情况，不断细化完善"红包"范畴、明确处罚红线。

（九）落实纠治"红包"责任。医疗机构要落实纠治收受"红包"行为的主体责任。加强本单位医务人员教育，建立健全奖惩机制，对查实的违规人员要坚决予以严肃处罚。对不知情或不可抗"红包"应当建立上缴登记制度。要健全医患双方不收不送"红包"告知制度，在医疗机构内显著位置公布医务人员收受"红包"的本单位和上级卫生健康行政部门举报途径。

（十）清除"红包"产生空间。对门诊等候、预约诊疗、床位安排、特殊检查、特殊治疗和择期手术的患者，应当通过网络、公众号、院内电子屏等途径向患者充分告知医院诊疗资源分布信息，提供提示服务。通过网络预约、扫码预约、线下预约等多种形式有效提高医疗资源利用率，增加医疗资源信息的公开透明程度，减少患者排队次数，缩短排队等待时间。

（十一）完善"红包"防控措施。建立完善社会监督员制度，采取明察暗访、聘请第三方机构评估、媒体监督等办法加大对本单位医务人员收受"红包"线索的发现力度。提升防范"红包"的硬件设施水平，在院内容易产生"红包"行为的重点场所应当加强监管措施，消除"红包"行为高发场合的监控死角。

六、加大惩治力度，清除回扣乱象

（十二）严防各类形式回扣。建立清正廉洁的新型医商关系，依法与利益相关企业交往，严禁收受医疗器械、药品、试剂等生产、经营企业或人员以各种名义、形式给予的回扣、提成，严禁参与或接受影响医疗行为公正性的宴请、礼品、旅游、学习、考察或其他休闲社交活动，不得参加以某医药产品的推荐、采购、供应或使用为交换条件的推广活动。

（十三）严守各项招采纪律。遵守国家采购政策，严格落实医疗卫生机构各项内控制度，严禁违反规定干预和插手药品、医疗器械采购和基本建设等工作。严格按照国家有关药品、耗材集中采购的政策规定在省级医药集中采购平台采购所需的药品和耗材，优先采购、使用集中带量采购中选产品，并对使用情况进行监测。严禁医疗卫生人员违反规定私自采购、销售、使用药品、医疗器械、医疗卫生材料。

（十四）严控药品耗材使用。医疗机构应当落实管理职责，提高管理能力，承担管理责任。规范医疗运行管理秩序，针对重点岗位、重点人员、重点药品耗材要细化管理措施，以电子病历为基础，对医疗重点环节开展监控，严格审批程序，分类甄别、及时预警，要充分运用同学科横向比较手段，对医务人员药品耗材使用情况排名靠前且无正当理由的，要根据行为性质，进行约谈、调岗、核减绩效或暂停执业。

（十五）严惩违规违法人员。完善医药代表院内拜访医务人员的管理制度，参照"定时定点定人""有预约有流程有记录"（"三定""三有"）的方式，拟定细化可执行的院内制度，对违规出现在诊疗场所且与诊疗活动无关的人员要及时驱离，对核实的输送回扣行为要及时上报，对查实收受回扣的医务人员要根据金额从严处罚，涉嫌犯罪的要移送司法机关。

七、落实部门职责，营造良好环境

（十六）强化组织领导。各级地方卫生健康行政部门要成立由主要负责同志牵头负责的临时性工作机构，专职落实此次专项行动有关要求，明确部门职责、拟定工作计划、实施督导检查并及时上报阶段性进展。要按照专项行动要求，细化、量化、硬化工作目标，分解到具体部门、具体岗位、具体人员。

（十七）发挥机制作用。依托纠正医药购销领域和医疗服务中不正之风机制开展联合整治，加强部门间联动，对于经查实存在给付回扣、捆绑销售药品耗材等商业贿赂违法行为的企业信息要及时通报机制成员单位，依托医药价格和招采信用评级制度，对涉案医药企业依据裁量基准采取相应措施。由市场监管、公安等部门对其可能涉及的其他违法经营活动开展调查，税务部门对相关部门移送的涉税违法线索开展核查检查。各级地方卫生健康部门还应充分发挥本级医改领导小组秘书处作用，强化"三医联动"，推动各部门对"红包"、回扣等行风问题一体研究、一体部署、一体推进，努力形成行风整治的强大合力。

（十八）加强宣传引领。加强廉洁从业行动计划和工作成效的宣传，注重运用多种媒介，多层次多角度宣传推广好工作成效，鼓励和引导广大群众积极参与、支持整治"红包"、回扣专项行动，营造良好舆论氛围，形成社会共治的良好局面。要注意舆情信息收集、归纳分析，通过社会评价检验工作成效，引导医疗机构落实好行动计划各项要求。

（十九）开展典型带动。地方各级卫生健康行政部门要发掘、树立先进典型作为样本医院，通过典型带动、先行先试、因院制宜，逐步推动辖区内各级各类医疗机构落实此次专项行动的各项要求，提升整体廉洁从业水平。国家卫生健康委将根据各地推荐，遴选出一批全国优秀样本医院并组织系列宣传报道，供各地交流学习。

（二十）严肃处罚问责。地方各级卫生健康行政部门要加强对本辖区医疗卫生机构开展专项整治行动计划的监管，综合运用通报、约谈、警示、曝光等行政措施，加强督促检查，并将专项行动开展情况纳入医院巡查的重要内容，对"红包"、回扣问题查处情况要在辖区内进行通报。对专项行动工作不负责、不作为，分工责任不落实的，要严肃问责、追查到底。

医疗机构工作人员
廉洁从业九项准则

（2021 年 11 月 12 日）

一、合法按劳取酬，不接受商业提成。依法依规按劳取酬。严禁利用执业之便开单提成；严禁以商业目的进行统方；除就诊医院所在医联体的其他医疗机构，和被纳入医保"双通道"管理的定点零售药店外，严禁安排患者到其他指定地点购买医药耗材等产品；严禁向患者推销商品或服务并从中谋取私利；严禁接受互联网企业与开处方配药有关的费用。

二、严守诚信原则，不参与欺诈骗保。依法依规合理使用医疗保障基金，遵守医保协议管理，向医保患者告知提供的医药服务是否在医保规定的支付范围内。严禁诱导、协助他人冒名或者虚假就医、购药、提供虚假证明材料、串通他人虚开费用单据等手段骗取、套取医疗保障基金。

三、依据规范行医，不实施过度诊疗。严格执行各项规章制度，在诊疗活动中应当向患者说明病情、医疗措施。

严禁以单纯增加医疗机构收入或谋取私利为目的过度治疗和过度检查，给患者增加不必要的风险和费用负担。

四、遵守工作规程，不违规接受捐赠。依法依规接受捐赠。严禁医疗机构工作人员以个人名义，或者假借单位名义接受利益相关者的捐赠资助，并据此区别对待患者。

五、恪守保密准则，不泄露患者隐私。确保患者院内信息安全。严禁违规收集、使用、加工、传输、透露、买卖患者在医疗机构内所提供的个人资料、产生的医疗信息。

六、服从诊疗需要，不牟利转介患者。客观公正合理地根据患者需要提供医学信息、运用医疗资源。除因需要在医联体内正常转诊外，严禁以谋取个人利益为目的，经由网上或线下途径介绍、引导患者到指定医疗机构就诊。

七、维护诊疗秩序，不破坏就医公平。坚持平等原则，共建公平就医环境。严禁利用号源、床源、紧缺药品耗材等医疗资源或者检查、手术等诊疗安排收受好处、损公肥私。

八、共建和谐关系，不收受患方"红包"。恪守医德、严格自律。严禁索取或者收受患者及其亲友的礼品、礼金、消费卡和有价证券、股权、其他金融产品等财物；严禁参加其安排、组织或者支付费用的宴请或者旅游、健身、娱乐等活动安排。

九、恪守交往底线，不收受企业回扣。遵纪守法、廉洁从业。严禁接受药品、医疗设备、医疗器械、医用卫生材料等医疗产品生产、经营企业或者经销人员以任何名义、形式给予的回扣；严禁参加其安排、组织或者支付费用的宴请或者旅游、健身、娱乐等活动安排。

医疗机构内工作人员，包括但不限于卫生专业技术人员、管理人员、后勤人员以及在医疗机构内提供服务、接受医疗机构管理的其他社会从业人员，应当依据《九项准则》有关要求，服从管理、严格执行。违反法律法规等有关规定并符合法定处罚处分情形的，可依据《中华人民共和国基本医疗卫生与健康促进法》、《中华人民共和国传染病防治法》、《中华人民共和国社会保险法》、《中华人民共和国公益事业捐赠法》、《中华人民共和国医师法》、《中华人民共和国药品管理法》、《护士条例》、《医疗纠纷预防和处理条例》、《医疗保障基金使用监督管理条例》、《医疗机构医疗保障定点管理暂行办法》、《处方管理办法》等规定的责令改正、给予警告、给予相关人员或科室中止或者终止医保结算、追回医疗保障基金、没收违法所得、并处罚款、暂停处方权或者执业活动直至吊销执业证书等措施，依法追究有关机构和人员责任；依据《中华人民共和国劳动合同法》、《事业单位工作人员处分暂行规定》等规定的给予解除劳动合同、警告、记过、降低岗位等级或者撤职、开除处分等措施，对有关人员依法作出处理；依据《医疗机构从业人员行为规范》等规定的由所在单位给予批评教育、取消当年评优评职资格或低聘、缓聘、解职待聘、解聘等措施，由所在单位依法作出处理。

有关人员违反党纪、政纪的，移交纪检监察机关给予党纪政务处分；涉嫌犯罪的，移送司法机关追究刑事责任。对于违反《九项准则》行为多发或者造成恶劣社会影响等其他严重后果的医疗机构负责人，依照有关规定，予以问责。

医疗保障基金使用监督管理条例

(2021年1月15日)

第一章 总 则

第一条 为了加强医疗保障基金使用监督管理，保障基金安全，促进基金有效使用，维护公民医疗保障合法权益，根据《中华人民共和国社会保险法》和其他有关法律规定，制定本条例。

第二条 本条例适用于中华人民共和国境内基本医疗保险（含生育保险）基金、医疗救助基金等医疗保障基金使用及其监督管理。

第三条 医疗保障基金使用坚持以人民健康为中心，保障水平与经济社会发展水平相适应，遵循合法、安全、公开、便民的原则。

第四条 医疗保障基金使用监督管理实行政府监管、社会监督、行业自律和个人守信相结合。

第五条 县级以上人民政府应当加强对医疗保障基金

使用监督管理工作的领导，建立健全医疗保障基金使用监督管理机制和基金监督管理执法体制，加强医疗保障基金使用监督管理能力建设，为医疗保障基金使用监督管理工作提供保障。

第六条 国务院医疗保障行政部门主管全国的医疗保障基金使用监督管理工作。国务院其他有关部门在各自职责范围内负责有关的医疗保障基金使用监督管理工作。

县级以上地方人民政府医疗保障行政部门负责本行政区域的医疗保障基金使用监督管理工作。县级以上地方人民政府其他有关部门在各自职责范围内负责有关的医疗保障基金使用监督管理工作。

第七条 国家鼓励和支持新闻媒体开展医疗保障法律、法规和医疗保障知识的公益宣传，并对医疗保障基金使用行为进行舆论监督。有关医疗保障的宣传报道应当真实、公正。

县级以上人民政府及其医疗保障等行政部门应当通过书面征求意见、召开座谈会等方式，听取人大代表、政协委员、参保人员代表等对医疗保障基金使用的意见，畅通社会监督渠道，鼓励和支持社会各方面参与对医疗保障基金使用的监督。

医疗机构、药品经营单位（以下统称医药机构）等单位和医药卫生行业协会应当加强行业自律，规范医药服务行为，促进行业规范和自我约束，引导依法、合理使用医疗保障基金。

第二章 基金使用

第八条 医疗保障基金使用应当符合国家规定的支付范围。

医疗保障基金支付范围由国务院医疗保障行政部门依法组织制定。省、自治区、直辖市人民政府按照国家规定的权限和程序，补充制定本行政区域内医疗保障基金支付的具体项目和标准，并报国务院医疗保障行政部门备案。

第九条 国家建立健全全国统一的医疗保障经办管理体系，提供标准化、规范化的医疗保障经办服务，实现省、市、县、乡镇（街道）、村（社区）全覆盖。

第十条 医疗保障经办机构应当建立健全业务、财务、安全和风险管理制度，做好服务协议管理、费用监控、基金拨付、待遇审核及支付等工作，并定期向社会公开医疗保障基金的收入、支出、结余等情况，接受社会监督。

第十一条 医疗保障经办机构应当与定点医药机构建立集体谈判协商机制，合理确定定点医药机构的医疗保障基金预算金额和拨付时限，并根据保障公众健康需求和管理服务的需要，与定点医药机构协商签订服务协议，规范医药服务行为，明确违反服务协议的行为及其责任。

医疗保障经办机构应当及时向社会公布签订服务协议的定点医药机构名单。

医疗保障行政部门应当加强对服务协议订立、履行等情况的监督。

第十二条 医疗保障经办机构应当按照服务协议的约定，及时结算和拨付医疗保障基金。

定点医药机构应当按照规定提供医药服务，提高服务质量，合理使用医疗保障基金，维护公民健康权益。

第十三条 定点医药机构违反服务协议的，医疗保障经办机构可以督促其履行服务协议，按照服务协议约定暂停或者不予拨付费用、追回违规费用、中止相关责任人员或者所在部门涉及医疗保障基金使用的医药服务，直至解除服务协议；定点医药机构及其相关责任人员有权进行陈述、申辩。

医疗保障经办机构违反服务协议的，定点医药机构有权要求纠正或者提请医疗保障行政部门协调处理、督促整改，也可以依法申请行政复议或者提起行政诉讼。

第十四条 定点医药机构应当建立医疗保障基金使用内部管理制度，由专门机构或者人员负责医疗保障基金使用管理工作，建立健全考核评价体系。

定点医药机构应当组织开展医疗保障基金相关制度、政策的培训，定期检查本单位医疗保障基金使用情况，及时纠正医疗保障基金使用不规范的行为。

第十五条 定点医药机构及其工作人员应当执行实名就医和购药管理规定，核验参保人员医疗保障凭证，按照诊疗规范提供合理、必要的医药服务，向参保人员如实出具费用单据和相关资料，不得分解住院、挂床住院，不得违反诊疗规范过度诊疗、过度检查、分解处方、超量开药、重复开药，不得重复收费、超标准收费、分解项目收费，不得串换药品、医用耗材、诊疗项目和服务设施，不得诱导、协助他人冒名或者虚假就医、购药。

定点医药机构应当确保医疗保障基金支付的费用符合规定的支付范围；除急诊、抢救等特殊情形外，提供医疗保障基金支付范围以外的医药服务的，应当经参保人员或者其近亲属、监护人同意。

第十六条　定点医药机构应当按照规定保管财务账目、会计凭证、处方、病历、治疗检查记录、费用明细、药品和医用耗材出入库记录等资料，及时通过医疗保障信息系统全面准确传送医疗保障基金使用有关数据，向医疗保障行政部门报告医疗保障基金使用监督管理所需信息，向社会公开医药费用、费用结构等信息，接受社会监督。

第十七条　参保人员应当持本人医疗保障凭证就医、购药，并主动出示接受查验。参保人员有权要求定点医药机构如实出具费用单据和相关资料。

参保人员应当妥善保管本人医疗保障凭证，防止他人冒名使用。因特殊原因需要委托他人代为购药的，应当提供委托人和受托人的身份证明。

参保人员应当按照规定享受医疗保障待遇，不得重复享受。

参保人员有权要求医疗保障经办机构提供医疗保障咨询服务，对医疗保障基金的使用提出改进建议。

第十八条 在医疗保障基金使用过程中，医疗保障等行政部门、医疗保障经办机构、定点医药机构及其工作人员不得收受贿赂或者取得其他非法收入。

第十九条 参保人员不得利用其享受医疗保障待遇的机会转卖药品，接受返还现金、实物或者获得其他非法利益。

定点医药机构不得为参保人员利用其享受医疗保障待遇的机会转卖药品，接受返还现金、实物或者获得其他非法利益提供便利。

第二十条 医疗保障经办机构、定点医药机构等单位及其工作人员和参保人员等人员不得通过伪造、变造、隐匿、涂改、销毁医学文书、医学证明、会计凭证、电子信息等有关资料，或者虚构医药服务项目等方式，骗取医疗保障基金。

第二十一条 医疗保障基金专款专用，任何组织和个人不得侵占或者挪用。

第三章 监督管理

第二十二条 医疗保障、卫生健康、中医药、市场监督管理、财政、审计、公安等部门应当分工协作、相互配合，建立沟通协调、案件移送等机制，共同做好医疗保障基金使用监督管理工作。

医疗保障行政部门应当加强对纳入医疗保障基金支付范围的医疗服务行为和医疗费用的监督，规范医疗保障经办业务，依法查处违法使用医疗保障基金的行为。

第二十三条　国务院医疗保障行政部门负责制定服务协议管理办法，规范、简化、优化医药机构定点申请、专业评估、协商谈判程序，制作并定期修订服务协议范本。

国务院医疗保障行政部门制定服务协议管理办法，应当听取有关部门、医药机构、行业协会、社会公众、专家等方面意见。

第二十四条　医疗保障行政部门应当加强与有关部门的信息交换和共享，创新监督管理方式，推广使用信息技术，建立全国统一、高效、兼容、便捷、安全的医疗保障信息系统，实施大数据实时动态智能监控，并加强共享数据使用全过程管理，确保共享数据安全。

第二十五条　医疗保障行政部门应当根据医疗保障基金风险评估、举报投诉线索、医疗保障数据监控等因素，确定检查重点，组织开展专项检查。

第二十六条　医疗保障行政部门可以会同卫生健康、中医药、市场监督管理、财政、公安等部门开展联合检查。

对跨区域的医疗保障基金使用行为，由共同的上一级医疗保障行政部门指定的医疗保障行政部门检查。

第二十七条 医疗保障行政部门实施监督检查，可以采取下列措施：

（一）进入现场检查；

（二）询问有关人员；

（三）要求被检查对象提供与检查事项相关的文件资料，并作出解释和说明；

（四）采取记录、录音、录像、照相或者复制等方式收集有关情况和资料；

（五）对可能被转移、隐匿或者灭失的资料等予以封存；

（六）聘请符合条件的会计师事务所等第三方机构和专业人员协助开展检查；

（七）法律、法规规定的其他措施。

第二十八条 医疗保障行政部门可以依法委托符合法定条件的组织开展医疗保障行政执法工作。

第二十九条 开展医疗保障基金使用监督检查，监督检查人员不得少于2人，并且应当出示执法证件。

医疗保障行政部门进行监督检查时，被检查对象应当予以配合，如实提供相关资料和信息，不得拒绝、阻碍检查或者谎报、瞒报。

第三十条 定点医药机构涉嫌骗取医疗保障基金支出的，在调查期间，医疗保障行政部门可以采取增加监督检查频次、加强费用监控等措施，防止损失扩大。定点医药机构拒不配合调查的，经医疗保障行政部门主要负责人批准，医疗保障行政部门可以要求医疗保障经办机构暂停医疗保障基金结算。经调查，属于骗取医疗保障基金支出的，依照本条例第四十条的规定处理；不属于骗取医疗保障基金支出的，按照规定结算。

参保人员涉嫌骗取医疗保障基金支出且拒不配合调查的，医疗保障行政部门可以要求医疗保障经办机构暂停医疗费用联网结算。暂停联网结算期间发生的医疗费用，由参保人员全额垫付。经调查，属于骗取医疗保障基金支出的，依照本条例第四十一条的规定处理；不属于骗取医疗保障基金支出的，按照规定结算。

第三十一条 医疗保障行政部门对违反本条例的行为作出行政处罚或者行政处理决定前，应当听取当事人的陈述、申辩；作出行政处罚或者行政处理决定，应当告知当事人依法享有申请行政复议或者提起行政诉讼的权利。

第三十二条 医疗保障等行政部门、医疗保障经办机构、会计师事务所等机构及其工作人员，不得将工作中获取、知悉的被调查对象资料或者相关信息用于医疗保障基金使用监督管理以外的其他目的，不得泄露、篡改、毁损、非法向他人提供当事人的个人信息和商业秘密。

第三十三条 国务院医疗保障行政部门应当建立定点医药机构、人员等信用管理制度，根据信用评价等级分级分类监督管理，将日常监督检查结果、行政处罚结果等情况纳入全国信用信息共享平台和其他相关信息公示系统，按照国家有关规定实施惩戒。

第三十四条　医疗保障行政部门应当定期向社会公布医疗保障基金使用监督检查结果，加大对医疗保障基金使用违法案件的曝光力度，接受社会监督。

第三十五条　任何组织和个人有权对侵害医疗保障基金的违法违规行为进行举报、投诉。

医疗保障行政部门应当畅通举报投诉渠道，依法及时处理有关举报投诉，并对举报人的信息保密。对查证属实的举报，按照国家有关规定给予举报人奖励。

第四章　法律责任

第三十六条　医疗保障经办机构有下列情形之一的，由医疗保障行政部门责令改正，对直接负责的主管人员和其他直接责任人员依法给予处分：

（一）未建立健全业务、财务、安全和风险管理制度；

（二）未履行服务协议管理、费用监控、基金拨付、待遇审核及支付等职责；

（三）未定期向社会公开医疗保障基金的收入、支出、结余等情况。

第三十七条　医疗保障经办机构通过伪造、变造、隐匿、涂改、销毁医学文书、医学证明、会计凭证、电子信息等有关资料或者虚构医药服务项目等方式，骗取医疗保障基金支出的，由医疗保障行政部门责令退回，处骗取金额 2 倍以上 5 倍以下的罚款，对直接负责的主管人员和其他直接责任人员依法给予处分。

第三十八条　定点医药机构有下列情形之一的，由医疗保障行政部门责令改正，并可以约谈有关负责人；造成医疗保障基金损失的，责令退回，处造成损失金额 1 倍以上 2 倍以下的罚款；拒不改正或者造成严重后果的，责令定点医药机构暂停相关责任部门 6 个月以上 1 年以下涉及医疗保障基金使用的医药服务；违反其他法律、行政法规的，由有关主管部门依法处理：

（一）分解住院、挂床住院；

（二）违反诊疗规范过度诊疗、过度检查、分解处方、超量开药、重复开药或者提供其他不必要的医药服务；

（三）重复收费、超标准收费、分解项目收费；

（四）串换药品、医用耗材、诊疗项目和服务设施；

（五）为参保人员利用其享受医疗保障待遇的机会转卖药品，接受返还现金、实物或者获得其他非法利益提供便利；

（六）将不属于医疗保障基金支付范围的医药费用纳入医疗保障基金结算；

（七）造成医疗保障基金损失的其他违法行为。

第三十九条 定点医药机构有下列情形之一的，由医疗保障行政部门责令改正，并可以约谈有关负责人；拒不改正的，处1万元以上5万元以下的罚款；违反其他法律、行政法规的，由有关主管部门依法处理：

（一）未建立医疗保障基金使用内部管理制度，或者没有专门机构或者人员负责医疗保障基金使用管理工作；

（二）未按照规定保管财务账目、会计凭证、处方、病历、治疗检查记录、费用明细、药品和医用耗材出入库记录等资料；

（三）未按照规定通过医疗保障信息系统传送医疗保障基金使用有关数据；

（四）未按照规定向医疗保障行政部门报告医疗保障基金使用监督管理所需信息；

（五）未按照规定向社会公开医药费用、费用结构等信息；

（六）除急诊、抢救等特殊情形外，未经参保人员或者其近亲属、监护人同意提供医疗保障基金支付范围以外的医药服务；

（七）拒绝医疗保障等行政部门监督检查或者提供虚假情况。

第四十条 定点医药机构通过下列方式骗取医疗保障基金支出的，由医疗保障行政部门责令退回，处骗取金额2倍以上5倍以下的罚款；责令定点医药机构暂停相关责任部门6个月以上1年以下涉及医疗保障基金使用的医药服务，直至由医疗保障经办机构解除服务协议；有执业资格的，由有关主管部门依法吊销执业资格：

（一）诱导、协助他人冒名或者虚假就医、购药，提供虚假证明材料，或者串通他人虚开费用单据；

（二）伪造、变造、隐匿、涂改、销毁医学文书、医学证明、会计凭证、电子信息等有关资料；

（三）虚构医药服务项目；

（四）其他骗取医疗保障基金支出的行为。

定点医药机构以骗取医疗保障基金为目的，实施了本条例第三十八条规定行为之一，造成医疗保障基金损失的，按照本条规定处理。

第四十一条 个人有下列情形之一的，由医疗保障行政部门责令改正；造成医疗保障基金损失的，责令退回；属于参保人员的，暂停其医疗费用联网结算3个月至12个月：

（一）将本人的医疗保障凭证交由他人冒名使用；

（二）重复享受医疗保障待遇；

（三）利用享受医疗保障待遇的机会转卖药品，接受返还现金、实物或者获得其他非法利益。

个人以骗取医疗保障基金为目的，实施了前款规定行为之一，造成医疗保障基金损失的；或者使用他人医疗保障凭证冒名就医、购药的；或者通过伪造、变造、隐匿、涂改、销毁医学文书、医学证明、会计凭证、电子信息等有关资料或者虚构医药服务项目等方式，骗取医疗保障基金支出的，除依照前款规定处理外，还应当由医疗保障行政部门处骗取金额 2 倍以上 5 倍以下的罚款。

第四十二条 医疗保障等行政部门、医疗保障经办机构、定点医药机构及其工作人员收受贿赂或者取得其他非法收入的，没收违法所得，对有关责任人员依法给予处分；违反其他法律、行政法规的，由有关主管部门依法处理。

第四十三条 定点医药机构违反本条例规定，造成医疗保障基金重大损失或者其他严重不良社会影响的，其法定代表人或者主要负责人 5 年内禁止从事定点医药机构管理活动，由有关部门依法给予处分。

第四十四条 违反本条例规定，侵占、挪用医疗保障基金的，由医疗保障等行政部门责令追回；有违法所得的，没收违法所得；对直接负责的主管人员和其他直接责任人员依法给予处分。

第四十五条 退回的基金退回原医疗保障基金财政专户；罚款、没收的违法所得依法上缴国库。

第四十六条 医疗保障等行政部门、医疗保障经办机构、会计师事务所等机构及其工作人员，泄露、篡改、毁损、非法向他人提供个人信息、商业秘密的，对直接负责的主管人员和其他直接责任人员依法给予处分；违反其他法律、行政法规的，由有关主管部门依法处理。

第四十七条 医疗保障等行政部门工作人员在医疗保障基金使用监督管理工作中滥用职权、玩忽职守、徇私舞弊的，依法给予处分。

第四十八条 违反本条例规定，构成违反治安管理行为的，依法给予治安管理处罚；构成犯罪的，依法追究刑事责任。

违反本条例规定，给有关单位或者个人造成损失的，依法承担赔偿责任。

第五章 附 则

第四十九条 职工大额医疗费用补助、公务员医疗补助等医疗保障资金使用的监督管理，参照本条例执行。

居民大病保险资金的使用按照国家有关规定执行，医疗保障行政部门应当加强监督。

第五十条 本条例自 2021 年 5 月 1 日起施行。

国家卫生健康委办公厅
关于进一步做好国家组织药品
集中采购中选药品配备
使用工作的通知

（2019 年 12 月 13 日）

各省、自治区、直辖市及新疆生产建设兵团卫生健康委：

近期，国家医保局等 9 部门印发了《关于国家组织药品集中采购和使用试点扩大区域范围的实施意见》（医保发〔2019〕56 号），将国家组织药品集中采购和使用试点区域范围从"4+7"个城市扩大到全国范围。为贯彻落实工作要求，切实做好中选药品的配备使用工作，让改革成果惠及更多群众，现将有关要求通知如下：

一、高度重视中选药品配备和合理使用工作

各级卫生健康行政部门和医疗机构要深刻认识国家组织药品集中采购和使用工作对推进医疗、医保、医药改革联动，提供质优价廉药品的重大意义，高度重视中选药品在医疗机构的配备和合理使用工作。各省级卫生健康行政部门要把国家组织药品集中采购和使用试点扩面工作作为重点任务进行部署，科学制定实施方案，提出具体工作要求，加强组织领导和统筹协调，确保扩面工作平稳顺利实施。

二、畅通优先配备使用中选药品的政策通道

各省级卫生健康行政部门要按照本地区上报的约定采购量，督促和指导医疗机构（含公立医疗机构和自愿参加试点扩大区域范围的社会办医疗机构）及时配备使用中选药品，确保按期完成合同用量。卫生健康行政部门和医疗机构不得以费用控制、药占比、医疗机构用药品种规格数量要求、药事委员会审定等为由，影响中选药品的合理使用与供应保障。医疗机构要以临床需求为导向，进一步优化用药结构，将中选药品纳入本机构的药品处方集和基本用药供应目录。鼓励医联体实行统一的中选药品供应目录，实施中选药统一采购、统一配送。

三、提高中选药品的合理使用水平

医疗机构要加强中选药品合理使用管理，通过制定完善用药指南、将中选药品纳入临床路径、加强医务人员培训等措施，规范临床用药行为。医师应当依据诊疗规范、药品说明书、用药指南等合理开具处方，在保证医疗质量安全的前提下优先使用中选药品。医疗机构要加强处方审核和处方点评，对不按规定使用中选药品的医务人员，按

照《处方管理办法》和《医院处方点评管理规范（试行）》相应条款严肃处理。鼓励为使用中选药品的重点患者提供药学门诊、药物重整、用药监护等药学服务，有条件的地区可以通过信息化手段提高药学服务便利性。

四、建立完善相关激励机制和绩效考核制度

医疗机构主要负责人是中选药品配备使用的第一责任人。各省级卫生健康行政部门和公立医疗机构要将中选药品配备使用情况纳入公立医疗机构及其医务人员的绩效考核和绩效分配。对于优先合理使用、保证用量的医疗机构、临床科室和医师，要在公立医院改革奖补资金、评优评先、职称评定中予以倾斜；对于不能按要求配备或采购量不足，或临床不合理使用等问题严重的公立医院，在医疗机构考核评价、医疗机构负责人目标责任考核中给予考核评价不合格、在一定范围内予以通报等措施，以推动形成鼓励配备使用中选药品的导向。在对三级公立医院实施绩效考核的基础上，逐步将"国家组织药品集中采购中选药品使用比例"指标推广至二级公立医院。要充分调动医务人员积极性，医疗服务收支结余，按照"两个允许"的要求，统筹用于医务人员薪酬支出。

五、加强中选药品临床使用情况监测

卫生健康行政部门和医疗机构要运用信息化手段，建立和完善中选药品使用监测评价和预警制度。依托药品采购、使用等信息平台，建立畅通、及时、高效的信息上报

和反馈渠道，及时统计中选药品使用信息，并对中选药品临床使用安全性、有效性、合理性和经济性进行监测、分析和评估，定期通报监测结果及相关信息。对使用中选药品可能导致患者用药调整的情况，医疗机构要做好临床风险评估、预案制定，做好用药情况监测及应急处置，并对患者作好解释说明。对可能出现的药品短缺或质量问题要提前预警，及时上报卫生健康行政部门。

六、做好政策解读和宣传培训

各级卫生健康行政部门要提高政治站位，广泛开展医务人员宣传培训，使其深刻认识国家组织药品集中带量采购的重大意义，在诊疗过程中优先使用中选药品，合理引导患者用药习惯，做好解释沟通。各地要加强政策解读和正面宣传，争取社会公众特别是重点患病人群的理解支持，提升患者对一致性评价的认识和对仿制药的信心，营造良好舆论氛围。

各地在工作过程中遇到问题请及时与我委联系。我委将适时组织调研检查，保障试点扩大区域范围工作顺利推进。

中华人民共和国医师法

（2021 年 8 月 20 日）

第一章 总 则

第一条 为了保障医师合法权益，规范医师执业行为，加强医师队伍建设，保护人民健康，推进健康中国建设，制定本法。

第二条 本法所称医师，是指依法取得医师资格，经注册在医疗卫生机构中执业的专业医务人员，包括执业医师和执业助理医师。

第三条 医师应当坚持人民至上、生命至上，发扬人道主义精神，弘扬敬佑生命、救死扶伤、甘于奉献、大爱无疆的崇高职业精神，恪守职业道德，遵守执业规范，提高执业水平，履行防病治病、保护人民健康的神圣职责。

医师依法执业，受法律保护。医师的人格尊严、人身安全不受侵犯。

第四条 国务院卫生健康主管部门负责全国的医师管理工作。国务院教育、人力资源社会保障、中医药等有关部门在各自职责范围内负责有关的医师管理工作。

县级以上地方人民政府卫生健康主管部门负责本行政区域内的医师管理工作。县级以上地方人民政府教育、人力资源社会保障、中医药等有关部门在各自职责范围内负责有关的医师管理工作。

第五条 每年 8 月 19 日为中国医师节。

对在医疗卫生服务工作中做出突出贡献的医师，按照国家有关规定给予表彰、奖励。

全社会应当尊重医师。各级人民政府应当关心爱护医师，弘扬先进事迹，加强业务培训，支持开拓创新，帮助解决困难，推动在全社会广泛形成尊医重卫的良好氛围。

第六条 国家建立健全医师医学专业技术职称设置、评定和岗位聘任制度，将职业道德、专业实践能力和工作业绩作为重要条件，科学设置有关评定、聘任标准。

第七条 医师可以依法组织和参加医师协会等有关行业组织、专业学术团体。

医师协会等有关行业组织应当加强行业自律和医师执业规范，维护医师合法权益，协助卫生健康主管部门和其他有关部门开展相关工作。

第二章 考试和注册

第八条 国家实行医师资格考试制度。

医师资格考试分为执业医师资格考试和执业助理医师资格考试。医师资格考试由省级以上人民政府卫生健康主管部门组织实施。

医师资格考试的类别和具体办法，由国务院卫生健康主管部门制定。

第九条　具有下列条件之一的，可以参加执业医师资格考试：

（一）具有高等学校相关医学专业本科以上学历，在执业医师指导下，在医疗卫生机构中参加医学专业工作实践满一年；

（二）具有高等学校相关医学专业专科学历，取得执业助理医师执业证书后，在医疗卫生机构中执业满二年。

第十条　具有高等学校相关医学专业专科以上学历，在执业医师指导下，在医疗卫生机构中参加医学专业工作实践满一年的，可以参加执业助理医师资格考试。

第十一条　以师承方式学习中医满三年，或者经多年实践医术确有专长的，经县级以上人民政府卫生健康主管部门委托的中医药专业组织或者医疗卫生机构考核合格并推荐，可以参加中医医师资格考试。

以师承方式学习中医或者经多年实践，医术确有专长的，由至少二名中医医师推荐，经省级人民政府中医药主管部门组织实践技能和效果考核合格后，即可取得中医医师资格及相应的资格证书。

本条规定的相关考试、考核办法，由国务院中医药主管部门拟订，报国务院卫生健康主管部门审核、发布。

第十二条 医师资格考试成绩合格，取得执业医师资格或者执业助理医师资格，发给医师资格证书。

第十三条 国家实行医师执业注册制度。

取得医师资格的，可以向所在地县级以上地方人民政府卫生健康主管部门申请注册。医疗卫生机构可以为本机构中的申请人集体办理注册手续。

除有本法规定不予注册的情形外，卫生健康主管部门应当自受理申请之日起二十个工作日内准予注册，将注册信息录入国家信息平台，并发给医师执业证书。

未注册取得医师执业证书，不得从事医师执业活动。

医师执业注册管理的具体办法，由国务院卫生健康主管部门制定。

第十四条 医师经注册后，可以在医疗卫生机构中按照注册的执业地点、执业类别、执业范围执业，从事相应的医疗卫生服务。

中医、中西医结合医师可以在医疗机构中的中医科、中西医结合科或者其他临床科室按照注册的执业类别、执业范围执业。

医师经相关专业培训和考核合格，可以增加执业范围。法律、行政法规对医师从事特定范围执业活动的资质条件有规定的，从其规定。

经考试取得医师资格的中医医师按照国家有关规定，经培训和考核合格，在执业活动中可以采用与其专业相关的西医药技术方法。西医医师按照国家有关规定，经培训和考核合格，在执业活动中可以采用与其专业相关的中医药技术方法。

第十五条 医师在二个以上医疗卫生机构定期执业的，应当以一个医疗卫生机构为主，并按照国家有关规定办理相关手续。国家鼓励医师定期定点到县级以下医疗卫生机构，包括乡镇卫生院、村卫生室、社区卫生服务中心等，提供医疗卫生服务，主执业机构应当支持并提供便利。

卫生健康主管部门、医疗卫生机构应当加强对有关医师的监督管理，规范其执业行为，保证医疗卫生服务质量。

第十六条 有下列情形之一的，不予注册：

（一）无民事行为能力或者限制民事行为能力；

（二）受刑事处罚，刑罚执行完毕不满二年或者被依法禁止从事医师职业的期限未满；

（三）被吊销医师执业证书不满二年；

（四）因医师定期考核不合格被注销注册不满一年；

（五）法律、行政法规规定不得从事医疗卫生服务的其他情形。

受理申请的卫生健康主管部门对不予注册的，应当自受理申请之日起二十个工作日内书面通知申请人和其所在医疗卫生机构，并说明理由。

第十七条 医师注册后有下列情形之一的，注销注册，废止医师执业证书：

（一）死亡；

（二）受刑事处罚；

（三）被吊销医师执业证书；

（四）医师定期考核不合格，暂停执业活动期满，再次考核仍不合格；

（五）中止医师执业活动满二年；

（六）法律、行政法规规定不得从事医疗卫生服务或者应当办理注销手续的其他情形。

有前款规定情形的，医师所在医疗卫生机构应当在三十日内报告准予注册的卫生健康主管部门；卫生健康主管部门依职权发现医师有前款规定情形的，应当及时通报准予注册的卫生健康主管部门。准予注册的卫生健康主管部门应当及时注销注册，废止医师执业证书。

第十八条 医师变更执业地点、执业类别、执业范围等注册事项的，应当依照本法规定到准予注册的卫生健康主管部门办理变更注册手续。

医师从事下列活动的，可以不办理相关变更注册手续：

（一）参加规范化培训、进修、对口支援、会诊、突发事件医疗救援、慈善或者其他公益性医疗、义诊；

（二）承担国家任务或者参加政府组织的重要活动等；

（三）在医疗联合体内的医疗机构中执业。

第十九条　中止医师执业活动二年以上或者本法规定不予注册的情形消失，申请重新执业的，应当由县级以上人民政府卫生健康主管部门或者其委托的医疗卫生机构、行业组织考核合格，并依照本法规定重新注册。

第二十条　医师个体行医应当依法办理审批或者备案手续。

执业医师个体行医，须经注册后在医疗卫生机构中执业满五年；但是，依照本法第十一条第二款规定取得中医医师资格的人员，按照考核内容进行执业注册后，即可在注册的执业范围内个体行医。

县级以上地方人民政府卫生健康主管部门对个体行医的医师，应当按照国家有关规定实施监督检查，发现有本法规定注销注册的情形的，应当及时注销注册，废止医师执业证书。

第二十一条　县级以上地方人民政府卫生健康主管部门应当将准予注册和注销注册的人员名单及时予以公告，由省级人民政府卫生健康主管部门汇总，报国务院卫生健康主管部门备案，并按照规定通过网站提供医师注册信息查询服务。

第三章　执业规则

第二十二条　医师在执业活动中享有下列权利：

（一）在注册的执业范围内，按照有关规范进行医学诊查、疾病调查、医学处置、出具相应的医学证明文件，选择合理的医疗、预防、保健方案；

（二）获取劳动报酬，享受国家规定的福利待遇，按照规定参加社会保险并享受相应待遇；

（三）获得符合国家规定标准的执业基本条件和职业防护装备；

（四）从事医学教育、研究、学术交流；

（五）参加专业培训，接受继续医学教育；

（六）对所在医疗卫生机构和卫生健康主管部门的工作提出意见和建议，依法参与所在机构的民主管理；

（七）法律、法规规定的其他权利。

第二十三条 医师在执业活动中履行下列义务：

（一）树立敬业精神，恪守职业道德，履行医师职责，尽职尽责救治患者，执行疫情防控等公共卫生措施；

（二）遵循临床诊疗指南，遵守临床技术操作规范和医学伦理规范等；

（三）尊重、关心、爱护患者，依法保护患者隐私和个人信息；

（四）努力钻研业务，更新知识，提高医学专业技术能力和水平，提升医疗卫生服务质量；

（五）宣传推广与岗位相适应的健康科普知识，对患者及公众进行健康教育和健康指导；

（六）法律、法规规定的其他义务。

第二十四条 医师实施医疗、预防、保健措施，签署有关医学证明文件，必须亲自诊查、调查，并按照规定及时填写病历等医学文书，不得隐匿、伪造、篡改或者擅自销毁病历等医学文书及有关资料。

医师不得出具虚假医学证明文件以及与自己执业范围无关或者与执业类别不相符的医学证明文件。

第二十五条 医师在诊疗活动中应当向患者说明病情、医疗措施和其他需要告知的事项。需要实施手术、特殊检查、特殊治疗的，医师应当及时向患者具体说明医疗风险、替代医疗方案等情况，并取得其明确同意；不能或者不宜向患者说明的，应当向患者的近亲属说明，并取得其明确同意。

第二十六条 医师开展药物、医疗器械临床试验和其他医学临床研究应当符合国家有关规定，遵守医学伦理规范，依法通过伦理审查，取得书面知情同意。

第二十七条 对需要紧急救治的患者，医师应当采取紧急措施进行诊治，不得拒绝急救处置。

因抢救生命垂危的患者等紧急情况，不能取得患者或者其近亲属意见的，经医疗机构负责人或者授权的负责人批准，可以立即实施相应的医疗措施。

国家鼓励医师积极参与公共交通工具等公共场所急救服务；医师因自愿实施急救造成受助人损害的，不承担民事责任。

第二十八条 医师应当使用经依法批准或者备案的药品、消毒药剂、医疗器械，采用合法、合规、科学的诊疗方法。

除按照规范用于诊断治疗外，不得使用麻醉药品、医疗用毒性药品、精神药品、放射性药品等。

第二十九条 医师应当坚持安全有效、经济合理的用药原则，遵循药品临床应用指导原则、临床诊疗指南和药品说明书等合理用药。

在尚无有效或者更好治疗手段等特殊情况下，医师取得患者明确知情同意后，可以采用药品说明书中未明确但具有循证医学证据的药品用法实施治疗。医疗机构应当建立管理制度，对医师处方、用药医嘱的适宜性进行审核，严格规范医师用药行为。

第三十条 执业医师按照国家有关规定，经所在医疗卫生机构同意，可以通过互联网等信息技术提供部分常见病、慢性病复诊等适宜的医疗卫生服务。国家支持医疗卫生机构之间利用互联网等信息技术开展远程医疗合作。

第三十一条 医师不得利用职务之便，索要、非法收受财物或者牟取其他不正当利益；不得对患者实施不必要的检查、治疗。

第三十二条 遇有自然灾害、事故灾难、公共卫生事件和社会安全事件等严重威胁人民生命健康的突发事件时，县级以上人民政府卫生健康主管部门根据需要组织医师参与卫生应急处置和医疗救治，医师应当服从调遣。

第三十三条　在执业活动中有下列情形之一的，医师应当按照有关规定及时向所在医疗卫生机构或者有关部门、机构报告：

（一）发现传染病、突发不明原因疾病或者异常健康事件；

（二）发生或者发现医疗事故；

（三）发现可能与药品、医疗器械有关的不良反应或者不良事件；

（四）发现假药或者劣药；

（五）发现患者涉嫌伤害事件或者非正常死亡；

（六）法律、法规规定的其他情形。

第三十四条　执业助理医师应当在执业医师的指导下，在医疗卫生机构中按照注册的执业类别、执业范围执业。

在乡、民族乡、镇和村医疗卫生机构以及艰苦边远地区县级医疗卫生机构中执业的执业助理医师，可以根据医疗卫生服务情况和本人实践经验，独立从事一般的执业活动。

第三十五条　参加临床教学实践的医学生和尚未取得医师执业证书、在医疗卫生机构中参加医学专业工作实践的医学毕业生，应当在执业医师监督、指导下参与临床诊疗活动。医疗卫生机构应当为有关医学生、医学毕业生参与临床诊疗活动提供必要的条件。

第三十六条 有关行业组织、医疗卫生机构、医学院校应当加强对医师的医德医风教育。

医疗卫生机构应当建立健全医师岗位责任、内部监督、投诉处理等制度，加强对医师的管理。

第四章 培训和考核

第三十七条 国家制定医师培养规划，建立适应行业特点和社会需求的医师培养和供需平衡机制，统筹各类医学人才需求，加强全科、儿科、精神科、老年医学等紧缺专业人才培养。

国家采取措施，加强医教协同，完善医学院校教育、毕业后教育和继续教育体系。

国家通过多种途径，加强以全科医生为重点的基层医疗卫生人才培养和配备。

国家采取措施，完善中医西医相互学习的教育制度，培养高层次中西医结合人才和能够提供中西医结合服务的全科医生。

第三十八条 国家建立健全住院医师规范化培训制度，健全临床带教激励机制，保障住院医师培训期间待遇，严格培训过程管理和结业考核。

国家建立健全专科医师规范化培训制度，不断提高临床医师专科诊疗水平。

第三十九条 县级以上人民政府卫生健康主管部门和其他有关部门应当制定医师培训计划，采取多种形式对医师进行分级分类培训，为医师接受继续医学教育提供条件。

县级以上人民政府应当采取有力措施，优先保障基层、欠发达地区和民族地区的医疗卫生人员接受继续医学教育。

第四十条 医疗卫生机构应当合理调配人力资源，按照规定和计划保证本机构医师接受继续医学教育。

县级以上人民政府卫生健康主管部门应当有计划地组织协调县级以上医疗卫生机构对乡镇卫生院、村卫生室、社区卫生服务中心等基层医疗卫生机构中的医疗卫生人员开展培训，提高其医学专业技术能力和水平。

有关行业组织应当为医师接受继续医学教育提供服务和创造条件，加强继续医学教育的组织、管理。

第四十一条 国家在每年的医学专业招生计划和教育培训计划中，核定一定比例用于定向培养、委托培训，加强基层和艰苦边远地区医师队伍建设。

有关部门、医疗卫生机构与接受定向培养、委托培训的人员签订协议，约定相关待遇、服务年限、违约责任等事项，有关人员应当履行协议约定的义务。县级以上人民政府有关部门应当采取措施，加强履约管理。协议各方违反约定的，应当承担违约责任。

第四十二条 国家实行医师定期考核制度。

县级以上人民政府卫生健康主管部门或者其委托的医疗卫生机构、行业组织应当按照医师执业标准，对医师的业务水平、工作业绩和职业道德状况进行考核，考核周期为三年。对具有较长年限执业经历、无不良行为记录的医师，可以简化考核程序。

受委托的机构或者组织应当将医师考核结果报准予注册的卫生健康主管部门备案。

对考核不合格的医师，县级以上人民政府卫生健康主管部门应当责令其暂停执业活动三个月至六个月，并接受相关专业培训。暂停执业活动期满，再次进行考核，对考核合格的，允许其继续执业。

第四十三条　省级以上人民政府卫生健康主管部门负责指导、检查和监督医师考核工作。

第五章　保障措施

第四十四条　国家建立健全体现医师职业特点和技术劳动价值的人事、薪酬、职称、奖励制度。

对从事传染病防治、放射医学和精神卫生工作以及其他特殊岗位工作的医师，应当按照国家有关规定给予适当的津贴。津贴标准应当定期调整。

在基层和艰苦边远地区工作的医师，按照国家有关规定享受津贴、补贴政策，并在职称评定、职业发展、教育培训和表彰奖励等方面享受优惠待遇。

第四十五条　国家加强疾病预防控制人才队伍建设，建立适应现代化疾病预防控制体系的医师培养和使用机制。

疾病预防控制机构、二级以上医疗机构以及乡镇卫生院、社区卫生服务中心等基层医疗卫生机构应当配备一定数量的公共卫生医师，从事人群疾病及危害因素监测、风险评估研判、监测预警、流行病学调查、免疫规划管理、职业健康管理等公共卫生工作。医疗机构应当建立健全管理制度，严格执行院内感染防控措施。

国家建立公共卫生与临床医学相结合的人才培养机制，通过多种途径对临床医师进行疾病预防控制、突发公共卫生事件应对等方面业务培训，对公共卫生医师进行临床医学业务培训，完善医防结合和中西医协同防治的体制机制。

第四十六条　国家采取措施，统筹城乡资源，加强基层医疗卫生队伍和服务能力建设，对乡村医疗卫生人员建立县乡村上下贯通的职业发展机制，通过县管乡用、乡聘村用等方式，将乡村医疗卫生人员纳入县域医疗卫生人员管理。

执业医师晋升为副高级技术职称的，应当有累计一年以上在县级以下或者对口支援的医疗卫生机构提供医疗卫生服务的经历；晋升副高级技术职称后，在县级以下或者对口支援的医疗卫生机构提供医疗卫生服务，累计一年以上的，同等条件下优先晋升正高级技术职称。

国家采取措施，鼓励取得执业医师资格或者执业助理医师资格的人员依法开办村医疗卫生机构，或者在村医疗卫生机构提供医疗卫生服务。

第四十七条 国家鼓励在村医疗卫生机构中向村民提供预防、保健和一般医疗服务的乡村医生通过医学教育取得医学专业学历；鼓励符合条件的乡村医生参加医师资格考试，依法取得医师资格。

国家采取措施，通过信息化、智能化手段帮助乡村医生提高医学技术能力和水平，进一步完善对乡村医生的服务收入多渠道补助机制和养老等政策。

乡村医生的具体管理办法，由国务院制定。

第四十八条 医师有下列情形之一的，按照国家有关规定给予表彰、奖励：

（一）在执业活动中，医德高尚，事迹突出；

（二）在医学研究、教育中开拓创新，对医学专业技术有重大突破，做出显著贡献；

（三）遇有突发事件时，在预防预警、救死扶伤等工作中表现突出；

（四）长期在艰苦边远地区的县级以下医疗卫生机构努力工作；

（五）在疾病预防控制、健康促进工作中做出突出贡献；

（六）法律、法规规定的其他情形。

第四十九条　县级以上人民政府及其有关部门应当将医疗纠纷预防和处理工作纳入社会治安综合治理体系，加强医疗卫生机构及周边治安综合治理，维护医疗卫生机构良好的执业环境，有效防范和依法打击涉医违法犯罪行为，保护医患双方合法权益。

医疗卫生机构应当完善安全保卫措施，维护良好的医疗秩序，及时主动化解医疗纠纷，保障医师执业安全。

禁止任何组织或者个人阻碍医师依法执业，干扰医师正常工作、生活；禁止通过侮辱、诽谤、威胁、殴打等方式，侵犯医师的人格尊严、人身安全。

第五十条　医疗卫生机构应当为医师提供职业安全和卫生防护用品，并采取有效的卫生防护和医疗保健措施。

医师受到事故伤害或者在职业活动中因接触有毒、有害因素而引起疾病、死亡的，依照有关法律、行政法规的规定享受工伤保险待遇。

第五十一条　医疗卫生机构应当为医师合理安排工作时间，落实带薪休假制度，定期开展健康检查。

第五十二条　国家建立完善医疗风险分担机制。医疗机构应当参加医疗责任保险或者建立、参加医疗风险基金。鼓励患者参加医疗意外保险。

第五十三条　新闻媒体应当开展医疗卫生法律、法规和医疗卫生知识的公益宣传，弘扬医师先进事迹，引导公众尊重医师、理性对待医疗卫生风险。

第六章　法律责任

第五十四条　在医师资格考试中有违反考试纪律等行为，情节严重的，一年至三年内禁止参加医师资格考试。

以不正当手段取得医师资格证书或者医师执业证书的，由发给证书的卫生健康主管部门予以撤销，三年内不受理其相应申请。

伪造、变造、买卖、出租、出借医师执业证书的，由县级以上人民政府卫生健康主管部门责令改正，没收违法所得，并处违法所得二倍以上五倍以下的罚款，违法所得不足一万元的，按一万元计算；情节严重的，吊销医师执业证书。

第五十五条　违反本法规定，医师在执业活动中有下列行为之一的，由县级以上人民政府卫生健康主管部门责令改正，给予警告；情节严重的，责令暂停六个月以上一年以下执业活动直至吊销医师执业证书：

（一）在提供医疗卫生服务或者开展医学临床研究中，未按照规定履行告知义务或者取得知情同意；

（二）对需要紧急救治的患者，拒绝急救处置，或者由于不负责任延误诊治；

（三）遇有自然灾害、事故灾难、公共卫生事件和社会安全事件等严重威胁人民生命健康的突发事件时，不服从

卫生健康主管部门调遣;

（四）未按照规定报告有关情形;

（五）违反法律、法规、规章或者执业规范，造成医疗事故或者其他严重后果。

第五十六条 违反本法规定，医师在执业活动中有下列行为之一的，由县级以上人民政府卫生健康主管部门责令改正，给予警告，没收违法所得，并处一万元以上三万元以下的罚款;情节严重的，责令暂停六个月以上一年以下执业活动直至吊销医师执业证书:

（一）泄露患者隐私或者个人信息;

（二）出具虚假医学证明文件，或者未经亲自诊查、调查，签署诊断、治疗、流行病学等证明文件或者有关出生、死亡等证明文件;

（三）隐匿、伪造、篡改或者擅自销毁病历等医学文书及有关资料;

（四）未按照规定使用麻醉药品、医疗用毒性药品、精神药品、放射性药品等;

（五）利用职务之便，索要、非法收受财物或者牟取其他不正当利益，或者违反诊疗规范，对患者实施不必要的检查、治疗造成不良后果;

（六）开展禁止类医疗技术临床应用。

第五十七条 违反本法规定，医师未按照注册的执业地点、执业类别、执业范围执业的，由县级以上人民政府卫生健康主管部门或者中医药主管部门责令改正，给予警告，没收违法所得，并处一万元以上三万元以下的罚款；情节严重的，责令暂停六个月以上一年以下执业活动直至吊销医师执业证书。

第五十八条 严重违反医师职业道德、医学伦理规范，造成恶劣社会影响的，由省级以上人民政府卫生健康主管部门吊销医师执业证书或者责令停止非法执业活动，五年直至终身禁止从事医疗卫生服务或者医学临床研究。

第五十九条 违反本法规定，非医师行医的，由县级以上人民政府卫生健康主管部门责令停止非法执业活动，没收违法所得和药品、医疗器械，并处违法所得二倍以上十倍以下的罚款，违法所得不足一万元的，按一万元计算。

第六十条 违反本法规定，阻碍医师依法执业，干扰医师正常工作、生活，或者通过侮辱、诽谤、威胁、殴打等方式，侵犯医师人格尊严、人身安全，构成违反治安管理行为的，依法给予治安管理处罚。

第六十一条 违反本法规定，医疗卫生机构未履行报告职责，造成严重后果的，由县级以上人民政府卫生健康主管部门给予警告，对直接负责的主管人员和其他直接责任人员依法给予处分。

第六十二条 违反本法规定，卫生健康主管部门和其他有关部门工作人员或者医疗卫生机构工作人员弄虚作假、滥用职权、玩忽职守、徇私舞弊的，依法给予处分。

第六十三条 违反本法规定，构成犯罪的，依法追究刑事责任；造成人身、财产损害的，依法承担民事责任。

第七章 附 则

第六十四条 国家采取措施，鼓励具有中等专业学校医学专业学历的人员通过参加更高层次学历教育等方式，提高医学技术能力和水平。

在本法施行前以及在本法施行后一定期限内取得中等专业学校相关医学专业学历的人员，可以参加医师资格考试。具体办法由国务院卫生健康主管部门会同国务院教育、中医药等有关部门制定。

第六十五条 中国人民解放军和中国人民武装警察部队执行本法的具体办法，由国务院、中央军事委员会依据本法制定。

第六十六条 境外人员参加医师资格考试、申请注册、执业或者从事临床示教、临床研究、临床学术交流等活动的具体管理办法，由国务院卫生健康主管部门制定。

第六十七条 本法自 2022 年 3 月 1 日起施行。《中华人民共和国执业医师法》同时废止。

中华人民共和国基本医疗卫生与健康促进法（节选）

（2019 年 12 月 28 日）

第一章 总 则

第一条 为了发展医疗卫生与健康事业，保障公民享有基本医疗卫生服务，提高公民健康水平，推进健康中国建设，根据宪法，制定本法。

第二条 从事医疗卫生、健康促进及其监督管理活动，适用本法。

第三条 医疗卫生与健康事业应当坚持以人民为中心，为人民健康服务。

医疗卫生事业应当坚持公益性原则。

第四条 国家和社会尊重、保护公民的健康权。

国家实施健康中国战略，普及健康生活，优化健康服务，完善健康保障，建设健康环境，发展健康产业，提升公民全生命周期健康水平。

国家建立健康教育制度，保障公民获得健康教育的权利，提高公民的健康素养。

第五条 公民依法享有从国家和社会获得基本医疗卫生服务的权利。

国家建立基本医疗卫生制度，建立健全医疗卫生服务体系，保护和实现公民获得基本医疗卫生服务的权利。

第六条 各级人民政府应当把人民健康放在优先发展的战略地位，将健康理念融入各项政策，坚持预防为主，完善健康促进工作体系，组织实施健康促进的规划和行动，推进全民健身，建立健康影响评估制度，将公民主要健康指标改善情况纳入政府目标责任考核。

全社会应当共同关心和支持医疗卫生与健康事业的发展。

第七条 国务院和地方各级人民政府领导医疗卫生与健康促进工作。

国务院卫生健康主管部门负责统筹协调全国医疗卫生与健康促进工作。国务院其他有关部门在各自职责范围内负责有关的医疗卫生与健康促进工作。

县级以上地方人民政府卫生健康主管部门负责统筹协调本行政区域医疗卫生与健康促进工作。县级以上地方人民政府其他有关部门在各自职责范围内负责有关的医疗卫生与健康促进工作。

第八条 国家加强医学基础科学研究，鼓励医学科学技术创新，支持临床医学发展，促进医学科技成果的转化和应用，推进医疗卫生与信息技术融合发展，推广医疗卫生适宜技术，提高医疗卫生服务质量。

国家发展医学教育，完善适应医疗卫生事业发展需要的医学教育体系，大力培养医疗卫生人才。

第九条 国家大力发展中医药事业，坚持中西医并重、传承与创新相结合，发挥中医药在医疗卫生与健康事业中的独特作用。

第十条 国家合理规划和配置医疗卫生资源，以基层为重点，采取多种措施优先支持县级以下医疗卫生机构发展，提高其医疗卫生服务能力。

第十一条 国家加大对医疗卫生与健康事业的财政投入，通过增加转移支付等方式重点扶持革命老区、民族地区、边疆地区和经济欠发达地区发展医疗卫生与健康事业。

第十二条 国家鼓励和支持公民、法人和其他组织通过依法举办机构和捐赠、资助等方式，参与医疗卫生与健康事业，满足公民多样化、差异化、个性化健康需求。

公民、法人和其他组织捐赠财产用于医疗卫生与健康事业的，依法享受税收优惠。

第十三条 对在医疗卫生与健康事业中做出突出贡献的组织和个人，按照国家规定给予表彰、奖励。

第十四条 国家鼓励和支持医疗卫生与健康促进领域的对外交流合作。

开展医疗卫生与健康促进对外交流合作活动，应当遵守法律、法规，维护国家主权、安全和社会公共利益。

……

第八章　监督管理

第八十六条　国家建立健全机构自治、行业自律、政府监管、社会监督相结合的医疗卫生综合监督管理体系。

县级以上人民政府卫生健康主管部门对医疗卫生行业实行属地化、全行业监督管理。

第八十七条　县级以上人民政府医疗保障主管部门应当提高医疗保障监管能力和水平，对纳入基本医疗保险基金支付范围的医疗服务行为和医疗费用加强监督管理，确保基本医疗保险基金合理使用、安全可控。

第八十八条　县级以上人民政府应当组织卫生健康、医疗保障、药品监督管理、发展改革、财政等部门建立沟通协商机制，加强制度衔接和工作配合，提高医疗卫生资源使用效率和保障水平。

第八十九条　县级以上人民政府应当定期向本级人民代表大会或者其常务委员会报告基本医疗卫生与健康促进工作，依法接受监督。

第九十条　县级以上人民政府有关部门未履行医疗卫生与健康促进工作相关职责的，本级人民政府或者上级人民政府有关部门应当对其主要负责人进行约谈。

地方人民政府未履行医疗卫生与健康促进工作相关职责的，上级人民政府应当对其主要负责人进行约谈。

被约谈的部门和地方人民政府应当立即采取措施，进行整改。

约谈情况和整改情况应当纳入有关部门和地方人民政府工作评议、考核记录。

第九十一条　县级以上地方人民政府卫生健康主管部门应当建立医疗卫生机构绩效评估制度，组织对医疗卫生机构的服务质量、医疗技术、药品和医用设备使用等情况进行评估。评估应当吸收行业组织和公众参与。评估结果应当以适当方式向社会公开，作为评价医疗卫生机构和卫生监管的重要依据。

第九十二条　国家保护公民个人健康信息，确保公民个人健康信息安全。任何组织或者个人不得非法收集、使用、加工、传输公民个人健康信息，不得非法买卖、提供或者公开公民个人健康信息。

第九十三条　县级以上人民政府卫生健康主管部门、医疗保障主管部门应当建立医疗卫生机构、人员等信用记录制度，纳入全国信用信息共享平台，按照国家规定实施联合惩戒。

第九十四条　县级以上地方人民政府卫生健康主管部门及其委托的卫生健康监督机构，依法开展本行政区域医疗卫生等行政执法工作。

第九十五条　县级以上人民政府卫生健康主管部门应当积极培育医疗卫生行业组织，发挥其在医疗卫生与健康促进工作中的作用，支持其参与行业管理规范、技术标准制定和医疗卫生评价、评估、评审等工作。

第九十六条　国家建立医疗纠纷预防和处理机制，妥善处理医疗纠纷，维护医疗秩序。

第九十七条　国家鼓励公民、法人和其他组织对医疗卫生与健康促进工作进行社会监督。

任何组织和个人对违反本法规定的行为，有权向县级以上人民政府卫生健康主管部门和其他有关部门投诉、举报。

第九章　法律责任

第九十八条　违反本法规定，地方各级人民政府、县级以上人民政府卫生健康主管部门和其他有关部门，滥用职权、玩忽职守、徇私舞弊的，对直接负责的主管人员和其他直接责任人员依法给予处分。

第九十九条　违反本法规定，未取得医疗机构执业许可证擅自执业的，由县级以上人民政府卫生健康主管部门责令停止执业活动，没收违法所得和药品、医疗器械，并处违法所得五倍以上二十倍以下的罚款，违法所得不足一万元的，按一万元计算。

违反本法规定，伪造、变造、买卖、出租、出借医疗机构执业许可证的，由县级以上人民政府卫生健康主管部门责令改正，没收违法所得，并处违法所得五倍以上十五倍以下的罚款，违法所得不足一万元的，按一万元计算；情节严重的，吊销医疗机构执业许可证。

第一百条 违反本法规定，有下列行为之一的，由县级以上人民政府卫生健康主管部门责令改正，没收违法所得，并处违法所得二倍以上十倍以下的罚款，违法所得不足一万元的，按一万元计算；对直接负责的主管人员和其他直接责任人员依法给予处分：

（一）政府举办的医疗卫生机构与其他组织投资设立非独立法人资格的医疗卫生机构；

（二）医疗卫生机构对外出租、承包医疗科室；

（三）非营利性医疗卫生机构向出资人、举办者分配或者变相分配收益。

第一百零一条 违反本法规定，医疗卫生机构等的医疗信息安全制度、保障措施不健全，导致医疗信息泄露，或者医疗质量管理和医疗技术管理制度、安全措施不健全的，由县级以上人民政府卫生健康等主管部门责令改正，给予警告，并处一万元以上五万元以下的罚款；情节严重的，可以责令停止相应执业活动，对直接负责的主管人员和其他直接责任人员依法追究法律责任。

第一百零二条　违反本法规定，医疗卫生人员有下列行为之一的，由县级以上人民政府卫生健康主管部门依照有关执业医师、护士管理和医疗纠纷预防处理等法律、行政法规的规定给予行政处罚：

（一）利用职务之便索要、非法收受财物或者牟取其他不正当利益；

（二）泄露公民个人健康信息；

（三）在开展医学研究或提供医疗卫生服务过程中未按照规定履行告知义务或者违反医学伦理规范。

前款规定的人员属于政府举办的医疗卫生机构中的人员的，依法给予处分。

第一百零三条　违反本法规定，参加药品采购投标的投标人以低于成本的报价竞标，或者以欺诈、串通投标、滥用市场支配地位等方式竞标的，由县级以上人民政府医疗保障主管部门责令改正，没收违法所得；中标的，中标无效，处中标项目金额千分之五以上千分之十以下的罚款，对法定代表人、主要负责人、直接负责的主管人员和其他责任人员处对单位罚款数额百分之五以上百分之十以下的罚款；情节严重的，取消其二年至五年内参加药品采购投标的资格并予以公告。

第一百零四条　违反本法规定，以欺诈、伪造证明材料或者其他手段骗取基本医疗保险待遇，或者基本医疗保险经办机构以及医疗机构、药品经营单位等以欺诈、伪造证明材料或者其他手段骗取基本医疗保险基金支出的，由县级以上人民政府医疗保障主管部门依照有关社会保险的法律、行政法规规定给予行政处罚。

第一百零五条 违反本法规定，扰乱医疗卫生机构执业场所秩序，威胁、危害医疗卫生人员人身安全，侵犯医疗卫生人员人格尊严，非法收集、使用、加工、传输公民个人健康信息，非法买卖、提供或者公开公民个人健康信息等，构成违反治安管理行为的，依法给予治安管理处罚。

第一百零六条 违反本法规定，构成犯罪的，依法追究刑事责任；造成人身、财产损害的，依法承担民事责任。

第十章 附 则

第一百零七条 本法中下列用语的含义：

（一）主要健康指标，是指人均预期寿命、孕产妇死亡率、婴儿死亡率、五岁以下儿童死亡率等。

（二）医疗卫生机构，是指基层医疗卫生机构、医院和专业公共卫生机构等。

（三）基层医疗卫生机构，是指乡镇卫生院、社区卫生服务中心（站）、村卫生室、医务室、门诊部和诊所等。

（四）专业公共卫生机构，是指疾病预防控制中心、专科疾病防治机构、健康教育机构、急救中心（站）和血站等。

（五）医疗卫生人员，是指执业医师、执业助理医师、注册护士、药师（士）、检验技师（士）、影像技师（士）和乡村医生等卫生专业人员。

（六）基本药物，是指满足疾病防治基本用药需求，适应现阶段基本国情和保障能力，剂型适宜，价格合理，能够保障供应，可公平获得的药品。

第一百零八条　省、自治区、直辖市和设区的市、自治州可以结合实际，制定本地方发展医疗卫生与健康事业的具体办法。

第一百零九条　中国人民解放军和中国人民武装警察部队的医疗卫生与健康促进工作，由国务院和中央军事委员会依照本法制定管理办法。

第一百一十条　本法自 2020 年 6 月 1 日起施行。

中华人民共和国药品管理法

（2019 年 8 月 26 日修订）

第一章 总 则

第一条 为了加强药品管理，保证药品质量，保障公众用药安全和合法权益，保护和促进公众健康，制定本法。

第二条 在中华人民共和国境内从事药品研制、生产、经营、使用和监督管理活动，适用本法。

本法所称药品，是指用于预防、治疗、诊断人的疾病，有目的地调节人的生理机能并规定有适应症或者功能主治、用法和用量的物质，包括中药、化学药和生物制品等。

第三条 药品管理应当以人民健康为中心，坚持风险管理、全程管控、社会共治的原则，建立科学、严格的监督管理制度，全面提升药品质量，保障药品的安全、有效、可及。

第四条 国家发展现代药和传统药，充分发挥其在预防、医疗和保健中的作用。

国家保护野生药材资源和中药品种，鼓励培育道地中药材。

第五条 国家鼓励研究和创制新药，保护公民、法人和其他组织研究、开发新药的合法权益。

第六条 国家对药品管理实行药品上市许可持有人制度。药品上市许可持有人依法对药品研制、生产、经营、使用全过程中药品的安全性、有效性和质量可控性负责。

第七条 从事药品研制、生产、经营、使用活动，应当遵守法律、法规、规章、标准和规范，保证全过程信息真实、准确、完整和可追溯。

第八条 国务院药品监督管理部门主管全国药品监督管理工作。国务院有关部门在各自职责范围内负责与药品有关的监督管理工作。国务院药品监督管理部门配合国务院有关部门，执行国家药品行业发展规划和产业政策。

省、自治区、直辖市人民政府药品监督管理部门负责本行政区域内的药品监督管理工作。设区的市级、县级人民政府承担药品监督管理职责的部门（以下称药品监督管理部门）负责本行政区域内的药品监督管理工作。县级以上地方人民政府有关部门在各自职责范围内负责与药品有关的监督管理工作。

第九条 县级以上地方人民政府对本行政区域内的药品监督管理工作负责，统一领导、组织、协调本行政区域内的药品监督管理工作以及药品安全突发事件应对工作，建立健全药品监督管理工作机制和信息共享机制。

第十条 县级以上人民政府应当将药品安全工作纳入本级国民经济和社会发展规划，将药品安全工作经费列入本级政府预算，加强药品监督管理能力建设，为药品安全工作提供保障。

第十一条 药品监督管理部门设置或者指定的药品专业技术机构，承担依法实施药品监督管理所需的审评、检验、核查、监测与评价等工作。

第十二条 国家建立健全药品追溯制度。国务院药品监督管理部门应当制定统一的药品追溯标准和规范，推进药品追溯信息互通互享，实现药品可追溯。

国家建立药物警戒制度，对药品不良反应及其他与用药有关的有害反应进行监测、识别、评估和控制。

第十三条 各级人民政府及其有关部门、药品行业协会等应当加强药品安全宣传教育，开展药品安全法律法规等知识的普及工作。

新闻媒体应当开展药品安全法律法规等知识的公益宣传，并对药品违法行为进行舆论监督。有关药品的宣传报道应当全面、科学、客观、公正。

第十四条 药品行业协会应当加强行业自律，建立健全行业规范，推动行业诚信体系建设，引导和督促会员依法开展药品生产经营等活动。

第十五条 县级以上人民政府及其有关部门对在药品

研制、生产、经营、使用和监督管理工作中做出突出贡献的单位和个人，按照国家有关规定给予表彰、奖励。

第二章　药品研制和注册

第十六条　国家支持以临床价值为导向、对人的疾病具有明确或者特殊疗效的药物创新，鼓励具有新的治疗机理、治疗严重危及生命的疾病或者罕见病、对人体具有多靶向系统性调节干预功能等的新药研制，推动药品技术进步。

国家鼓励运用现代科学技术和传统中药研究方法开展中药科学技术研究和药物开发，建立和完善符合中药特点的技术评价体系，促进中药传承创新。

国家采取有效措施，鼓励儿童用药品的研制和创新，支持开发符合儿童生理特征的儿童用药品新品种、剂型和规格，对儿童用药品予以优先审评审批。

第十七条　从事药品研制活动，应当遵守药物非临床研究质量管理规范、药物临床试验质量管理规范，保证药品研制全过程持续符合法定要求。

药物非临床研究质量管理规范、药物临床试验质量管理规范由国务院药品监督管理部门会同国务院有关部门制定。

第十八条　开展药物非临床研究，应当符合国家有关规定，有与研究项目相适应的人员、场地、设备、仪器和管理制度，保证有关数据、资料和样品的真实性。

第十九条 开展药物临床试验，应当按照国务院药品监督管理部门的规定如实报送研制方法、质量指标、药理及毒理试验结果等有关数据、资料和样品，经国务院药品监督管理部门批准。国务院药品监督管理部门应当自受理临床试验申请之日起六十个工作日内决定是否同意并通知临床试验申办者，逾期未通知的，视为同意。其中，开展生物等效性试验的，报国务院药品监督管理部门备案。

开展药物临床试验，应当在具备相应条件的临床试验机构进行。药物临床试验机构实行备案管理，具体办法由国务院药品监督管理部门、国务院卫生健康主管部门共同制定。

第二十条 开展药物临床试验，应当符合伦理原则，制定临床试验方案，经伦理委员会审查同意。

伦理委员会应当建立伦理审查工作制度，保证伦理审查过程独立、客观、公正，监督规范开展药物临床试验，保障受试者合法权益，维护社会公共利益。

第二十一条 实施药物临床试验，应当向受试者或者其监护人如实说明和解释临床试验的目的和风险等详细情况，取得受试者或者其监护人自愿签署的知情同意书，并采取有效措施保护受试者合法权益。

第二十二条 药物临床试验期间，发现存在安全性问题或者其他风险的，临床试验申办者应当及时调整临床试验方案、暂停或者终止临床试验，并向国务院药品监督管理部门报告。必要时，国务院药品监督管理部门可以责令调整临床试验方案、暂停或者终止临床试验。

第二十三条　对正在开展临床试验的用于治疗严重危及生命且尚无有效治疗手段的疾病的药物，经医学观察可能获益，并且符合伦理原则的，经审查、知情同意后可以在开展临床试验的机构内用于其他病情相同的患者。

第二十四条　在中国境内上市的药品，应当经国务院药品监督管理部门批准，取得药品注册证书；但是，未实施审批管理的中药材和中药饮片除外。实施审批管理的中药材、中药饮片品种目录由国务院药品监督管理部门会同国务院中医药主管部门制定。

申请药品注册，应当提供真实、充分、可靠的数据、资料和样品，证明药品的安全性、有效性和质量可控性。

第二十五条　对申请注册的药品，国务院药品监督管理部门应当组织药学、医学和其他技术人员进行审评，对药品的安全性、有效性和质量可控性以及申请人的质量管理、风险防控和责任赔偿等能力进行审查；符合条件的，颁发药品注册证书。

国务院药品监督管理部门在审批药品时，对化学原料药一并审评审批，对相关辅料、直接接触药品的包装材料和容器一并审评，对药品的质量标准、生产工艺、标签和说明书一并核准。

本法所称辅料，是指生产药品和调配处方时所用的赋形剂和附加剂。

第二十六条　对治疗严重危及生命且尚无有效治疗手段的疾病以及公共卫生方面急需的药品，药物临床试验已有数据显示疗效并能预测其临床价值的，可以附条件批准，并在药品注册证书中载明相关事项。

第二十七条　国务院药品监督管理部门应当完善药品审评审批工作制度，加强能力建设，建立健全沟通交流、专家咨询等机制，优化审评审批流程，提高审评审批效率。

批准上市药品的审评结论和依据应当依法公开，接受社会监督。对审评审批中知悉的商业秘密应当保密。

第二十八条　药品应当符合国家药品标准。经国务院药品监督管理部门核准的药品质量标准高于国家药品标准的，按照经核准的药品质量标准执行；没有国家药品标准的，应当符合经核准的药品质量标准。

国务院药品监督管理部门颁布的《中华人民共和国药典》和药品标准为国家药品标准。

国务院药品监督管理部门会同国务院卫生健康主管部门组织药典委员会，负责国家药品标准的制定和修订。

国务院药品监督管理部门设置或者指定的药品检验机构负责标定国家药品标准品、对照品。

第二十九条　列入国家药品标准的药品名称为药品通用名称。已经作为药品通用名称的，该名称不得作为药品商标使用。

第三章　药品上市许可持有人

第三十条　药品上市许可持有人是指取得药品注册证书的企业或者药品研制机构等。

药品上市许可持有人应当依照本法规定，对药品的非临床研究、临床试验、生产经营、上市后研究、不良反应监测及报告与处理等承担责任。其他从事药品研制、生产、经营、储存、运输、使用等活动的单位和个人依法承担相应责任。

药品上市许可持有人的法定代表人、主要负责人对药品质量全面负责。

第三十一条　药品上市许可持有人应当建立药品质量保证体系，配备专门人员独立负责药品质量管理。

药品上市许可持有人应当对受托药品生产企业、药品经营企业的质量管理体系进行定期审核，监督其持续具备质量保证和控制能力。

第三十二条　药品上市许可持有人可以自行生产药品，也可以委托药品生产企业生产。

药品上市许可持有人自行生产药品的，应当依照本法规定取得药品生产许可证；委托生产的，应当委托符合条件的药品生产企业。药品上市许可持有人和受托生产企业应当签订委托协议和质量协议，并严格履行协议约定的义务。

国务院药品监督管理部门制定药品委托生产质量协议指南，指导、监督药品上市许可持有人和受托生产企业履行药品质量保证义务。

血液制品、麻醉药品、精神药品、医疗用毒性药品、药品类易制毒化学品不得委托生产；但是，国务院药品监督管理部门另有规定的除外。

第三十三条　药品上市许可持有人应当建立药品上市放行规程，对药品生产企业出厂放行的药品进行审核，经质量受权人签字后方可放行。不符合国家药品标准的，不得放行。

第三十四条　药品上市许可持有人可以自行销售其取得药品注册证书的药品，也可以委托药品经营企业销售。药品上市许可持有人从事药品零售活动的，应当取得药品经营许可证。

药品上市许可持有人自行销售药品的，应当具备本法第五十二条规定的条件；委托销售的，应当委托符合条件的药品经营企业。药品上市许可持有人和受托经营企业应当签订委托协议，并严格履行协议约定的义务。

第三十五条　药品上市许可持有人、药品生产企业、药品经营企业委托储存、运输药品的，应当对受托方的质量保证能力和风险管理能力进行评估，与其签订委托协议，约定药品质量责任、操作规程等内容，并对受托方进行监督。

第三十六条 药品上市许可持有人、药品生产企业、药品经营企业和医疗机构应当建立并实施药品追溯制度，按照规定提供追溯信息，保证药品可追溯。

第三十七条 药品上市许可持有人应当建立年度报告制度，每年将药品生产销售、上市后研究、风险管理等情况按照规定向省、自治区、直辖市人民政府药品监督管理部门报告。

第三十八条 药品上市许可持有人为境外企业的，应当由其指定的在中国境内的企业法人履行药品上市许可持有人义务，与药品上市许可持有人承担连带责任。

第三十九条 中药饮片生产企业履行药品上市许可持有人的相关义务，对中药饮片生产、销售实行全过程管理，建立中药饮片追溯体系，保证中药饮片安全、有效、可追溯。

第四十条 经国务院药品监督管理部门批准，药品上市许可持有人可以转让药品上市许可。受让方应当具备保障药品安全性、有效性和质量可控性的质量管理、风险防控和责任赔偿等能力，履行药品上市许可持有人义务。

第四章　药品生产

第四十一条　从事药品生产活动，应当经所在地省、自治区、直辖市人民政府药品监督管理部门批准，取得药品生产许可证。无药品生产许可证的，不得生产药品。

药品生产许可证应当标明有效期和生产范围，到期重新审查发证。

第四十二条　从事药品生产活动，应当具备以下条件：

（一）有依法经过资格认定的药学技术人员、工程技术人员及相应的技术工人；

（二）有与药品生产相适应的厂房、设施和卫生环境；

（三）有能对所生产药品进行质量管理和质量检验的机构、人员及必要的仪器设备；

（四）有保证药品质量的规章制度，并符合国务院药品监督管理部门依据本法制定的药品生产质量管理规范要求。

第四十三条　从事药品生产活动，应当遵守药品生产质量管理规范，建立健全药品生产质量管理体系，保证药品生产全过程持续符合法定要求。

药品生产企业的法定代表人、主要负责人对本企业的药品生产活动全面负责。

第四十四条　药品应当按照国家药品标准和经药品监督管理部门核准的生产工艺进行生产。生产、检验记录应当完整准确，不得编造。

中药饮片应当按照国家药品标准炮制；国家药品标准没有规定的，应当按照省、自治区、直辖市人民政府药品监督管理部门制定的炮制规范炮制。省、自治区、直辖市人民政府药品监督管理部门制定的炮制规范应当报国务院药品监督管理部门备案。不符合国家药品标准或者不按照省、自治区、直辖市人民政府药品监督管理部门制定的炮制规范炮制的，不得出厂、销售。

第四十五条 生产药品所需的原料、辅料，应当符合药用要求、药品生产质量管理规范的有关要求。

生产药品，应当按照规定对供应原料、辅料等的供应商进行审核，保证购进、使用的原料、辅料等符合前款规定要求。

第四十六条 直接接触药品的包装材料和容器，应当符合药用要求，符合保障人体健康、安全的标准。

对不合格的直接接触药品的包装材料和容器，由药品监督管理部门责令停止使用。

第四十七条 药品生产企业应当对药品进行质量检验。不符合国家药品标准的，不得出厂。

药品生产企业应当建立药品出厂放行规程，明确出厂放行的标准、条件。符合标准、条件的，经质量受权人签字后方可放行。

第四十八条 药品包装应当适合药品质量的要求，方便储存、运输和医疗使用。

发运中药材应当有包装。在每件包装上，应当注明品名、产地、日期、供货单位，并附有质量合格的标志。

第四十九条 药品包装应当按照规定印有或者贴有标签并附有说明书。

标签或者说明书应当注明药品的通用名称、成份、规格、上市许可持有人及其地址、生产企业及其地址、批准文号、产品批号、生产日期、有效期、适应症或者功能主治、用法、用量、禁忌、不良反应和注意事项。标签、说明书中的文字应当清晰，生产日期、有效期等事项应当显著标注，容易辨识。

麻醉药品、精神药品、医疗用毒性药品、放射性药品、外用药品和非处方药的标签、说明书，应当印有规定的标志。

第五十条 药品上市许可持有人、药品生产企业、药品经营企业和医疗机构中直接接触药品的工作人员，应当每年进行健康检查。患有传染病或者其他可能污染药品的疾病的，不得从事直接接触药品的工作。

第五章 药品经营

第五十一条 从事药品批发活动，应当经所在地省、自治区、直辖市人民政府药品监督管理部门批准，取得药品经营许可证。从事药品零售活动，应当经所在地县级以上地方人民政府药品监督管理部门批准，取得药品经营许可证。无药品经营许可证的，不得经营药品。

药品经营许可证应当标明有效期和经营范围，到期重新审查发证。

药品监督管理部门实施药品经营许可，除依据本法第五十二条规定的条件外，还应当遵循方便群众购药的原则。

第五十二条 从事药品经营活动应当具备以下条件：

（一）有依法经过资格认定的药师或者其他药学技术人员；

（二）有与所经营药品相适应的营业场所、设备、仓储设施和卫生环境；

（三）有与所经营药品相适应的质量管理机构或者人员；

（四）有保证药品质量的规章制度，并符合国务院药品监督管理部门依据本法制定的药品经营质量管理规范要求。

第五十三条 从事药品经营活动，应当遵守药品经营质量管理规范，建立健全药品经营质量管理体系，保证药品经营全过程持续符合法定要求。

国家鼓励、引导药品零售连锁经营。从事药品零售连锁经营活动的企业总部，应当建立统一的质量管理制度，对所属零售企业的经营活动履行管理责任。

药品经营企业的法定代表人、主要负责人对本企业的药品经营活动全面负责。

第五十四条 国家对药品实行处方药与非处方药分类管理制度。具体办法由国务院药品监督管理部门会同国务院卫生健康主管部门制定。

第五十五条 药品上市许可持有人、药品生产企业、药品经营企业和医疗机构应当从药品上市许可持有人或者具有药品生产、经营资格的企业购进药品；但是，购进未实施审批管理的中药材除外。

第五十六条 药品经营企业购进药品，应当建立并执行进货检查验收制度，验明药品合格证明和其他标识；不符合规定要求的，不得购进和销售。

第五十七条 药品经营企业购销药品，应当有真实、完整的购销记录。购销记录应当注明药品的通用名称、剂型、规格、产品批号、有效期、上市许可持有人、生产企业、购销单位、购销数量、购销价格、购销日期及国务院药品监督管理部门规定的其他内容。

第五十八条 药品经营企业零售药品应当准确无误，并正确说明用法、用量和注意事项；调配处方应当经过核对，对处方所列药品不得擅自更改或者代用。对有配伍禁忌或者超剂量的处方，应当拒绝调配；必要时，经处方医师更正或者重新签字，方可调配。

药品经营企业销售中药材，应当标明产地。

依法经过资格认定的药师或者其他药学技术人员负责

本企业的药品管理、处方审核和调配、合理用药指导等
工作。

第五十九条　药品经营企业应当制定和执行药品保管
制度，采取必要的冷藏、防冻、防潮、防虫、防鼠等措施，
保证药品质量。

药品入库和出库应当执行检查制度。

第六十条　城乡集市贸易市场可以出售中药材，国务
院另有规定的除外。

第六十一条　药品上市许可持有人、药品经营企业通
过网络销售药品，应当遵守本法药品经营的有关规定。具
体管理办法由国务院药品监督管理部门会同国务院卫生健
康主管部门等部门制定。

疫苗、血液制品、麻醉药品、精神药品、医疗用毒性
药品、放射性药品、药品类易制毒化学品等国家实行特殊
管理的药品不得在网络上销售。

第六十二条　药品网络交易第三方平台提供者应当按
照国务院药品监督管理部门的规定，向所在地省、自治区、
直辖市人民政府药品监督管理部门备案。

第三方平台提供者应当依法对申请进入平台经营的药
品上市许可持有人、药品经营企业的资质等进行审核，保
证其符合法定要求，并对发生在平台的药品经营行为进行
管理。

第三方平台提供者发现进入平台经营的药品上市许可

持有人、药品经营企业有违反本法规定行为的，应当及时制止并立即报告所在地县级人民政府药品监督管理部门；发现严重违法行为的，应当立即停止提供网络交易平台服务。

第六十三条 新发现和从境外引种的药材，经国务院药品监督管理部门批准后，方可销售。

第六十四条 药品应当从允许药品进口的口岸进口，并由进口药品的企业向口岸所在地药品监督管理部门备案。海关凭药品监督管理部门出具的进口药品通关单办理通关手续。无进口药品通关单的，海关不得放行。

口岸所在地药品监督管理部门应当通知药品检验机构按照国务院药品监督管理部门的规定对进口药品进行抽查检验。

允许药品进口的口岸由国务院药品监督管理部门会同海关总署提出，报国务院批准。

第六十五条 医疗机构因临床急需进口少量药品的，经国务院药品监督管理部门或者国务院授权的省、自治区、直辖市人民政府批准，可以进口。进口的药品应当在指定医疗机构内用于特定医疗目的。

个人自用携带入境少量药品，按照国家有关规定办理。

第六十六条 进口、出口麻醉药品和国家规定范围内的精神药品，应当持有国务院药品监督管理部门颁发的进口准许证、出口准许证。

第六十七条 禁止进口疗效不确切、不良反应大或者因其他原因危害人体健康的药品。

第六十八条 国务院药品监督管理部门对下列药品在销售前或者进口时，应当指定药品检验机构进行检验；未经检验或者检验不合格的，不得销售或者进口：

（一）首次在中国境内销售的药品；

（二）国务院药品监督管理部门规定的生物制品；

（三）国务院规定的其他药品。

第六章　医疗机构药事管理

第六十九条 医疗机构应当配备依法经过资格认定的药师或者其他药学技术人员，负责本单位的药品管理、处方审核和调配、合理用药指导等工作。非药学技术人员不得直接从事药剂技术工作。

第七十条 医疗机构购进药品，应当建立并执行进货检查验收制度，验明药品合格证明和其他标识；不符合规定要求的，不得购进和使用。

第七十一条 医疗机构应当有与所使用药品相适应的场所、设备、仓储设施和卫生环境，制定和执行药品保管制度，采取必要的冷藏、防冻、防潮、防虫、防鼠等措施，保证药品质量。

第七十二条 医疗机构应当坚持安全有效、经济合理的用药原则，遵循药品临床应用指导原则、临床诊疗指南和药品说明书等合理用药，对医师处方、用药医嘱的适宜性进行审核。

医疗机构以外的其他药品使用单位，应当遵守本法有关医疗机构使用药品的规定。

第七十三条　依法经过资格认定的药师或者其他药学技术人员调配处方，应当进行核对，对处方所列药品不得擅自更改或者代用。对有配伍禁忌或者超剂量的处方，应当拒绝调配；必要时，经处方医师更正或者重新签字，方可调配。

第七十四条　医疗机构配制制剂，应当经所在地省、自治区、直辖市人民政府药品监督管理部门批准，取得医疗机构制剂许可证。无医疗机构制剂许可证的，不得配制制剂。

医疗机构制剂许可证应当标明有效期，到期重新审查发证。

第七十五条　医疗机构配制制剂，应当有能够保证制剂质量的设施、管理制度、检验仪器和卫生环境。

医疗机构配制制剂，应当按照经核准的工艺进行，所需的原料、辅料和包装材料等应当符合药用要求。

第七十六条　医疗机构配制的制剂，应当是本单位临床需要而市场上没有供应的品种，并应当经所在地省、自治区、直辖市人民政府药品监督管理部门批准；但是，法律对配制中药制剂另有规定的除外。

医疗机构配制的制剂应当按照规定进行质量检验；合格的，凭医师处方在本单位使用。经国务院药品监督管理部门或者省、自治区、直辖市人民政府药品监督管理部门批准，医疗机构配制的制剂可以在指定的医疗机构之间调剂使用。

医疗机构配制的制剂不得在市场上销售。

第七章　药品上市后管理

第七十七条　药品上市许可持有人应当制定药品上市后风险管理计划，主动开展药品上市后研究，对药品的安全性、有效性和质量可控性进行进一步确证，加强对已上市药品的持续管理。

第七十八条　对附条件批准的药品，药品上市许可持有人应当采取相应风险管理措施，并在规定期限内按照要求完成相关研究；逾期未按照要求完成研究或者不能证明其获益大于风险的，国务院药品监督管理部门应当依法处理，直至注销药品注册证书。

第七十九条　对药品生产过程中的变更，按照其对药品安全性、有效性和质量可控性的风险和产生影响的程度，实行分类管理。属于重大变更的，应当经国务院药品监督管理部门批准，其他变更应当按照国务院药品监督管理部门的规定备案或者报告。

药品上市许可持有人应当按照国务院药品监督管理部门的规定，全面评估、验证变更事项对药品安全性、有效性和质量可控性的影响。

第八十条 药品上市许可持有人应当开展药品上市后不良反应监测，主动收集、跟踪分析疑似药品不良反应信息，对已识别风险的药品及时采取风险控制措施。

第八十一条 药品上市许可持有人、药品生产企业、药品经营企业和医疗机构应当经常考察本单位所生产、经营、使用的药品质量、疗效和不良反应。发现疑似不良反应的，应当及时向药品监督管理部门和卫生健康主管部门报告。具体办法由国务院药品监督管理部门会同国务院卫生健康主管部门制定。

对已确认发生严重不良反应的药品，由国务院药品监督管理部门或者省、自治区、直辖市人民政府药品监督管理部门根据实际情况采取停止生产、销售、使用等紧急控制措施，并应当在五日内组织鉴定，自鉴定结论作出之日起十五日内依法作出行政处理决定。

第八十二条 药品存在质量问题或者其他安全隐患的，药品上市许可持有人应当立即停止销售，告知相关药品经营企业和医疗机构停止销售和使用，召回已销售的药品，及时公开召回信息，必要时应当立即停止生产，并将药品召回和处理情况向省、自治区、直辖市人民政府药品监督管理部门和卫生健康主管部门报告。药品生产企业、药品经营企业和医疗机构应当配合。

药品上市许可持有人依法应当召回药品而未召回的，省、自治区、直辖市人民政府药品监督管理部门应当责令其召回。

第八十三条 药品上市许可持有人应当对已上市药品的安全性、有效性和质量可控性定期开展上市后评价。必要时，国务院药品监督管理部门可以责令药品上市许可持有人开展上市后评价或者直接组织开展上市后评价。

经评价，对疗效不确切、不良反应大或者因其他原因危害人体健康的药品，应当注销药品注册证书。

已被注销药品注册证书的药品，不得生产或者进口、销售和使用。

已被注销药品注册证书、超过有效期等的药品，应当由药品监督管理部门监督销毁或者依法采取其他无害化处理等措施。

第八章　药品价格和广告

第八十四条 国家完善药品采购管理制度，对药品价格进行监测，开展成本价格调查，加强药品价格监督检查，依法查处价格垄断、哄抬价格等药品价格违法行为，维护药品价格秩序。

第八十五条　依法实行市场调节价的药品，药品上市许可持有人、药品生产企业、药品经营企业和医疗机构应当按照公平、合理和诚实信用、质价相符的原则制定价格，为用药者提供价格合理的药品。

药品上市许可持有人、药品生产企业、药品经营企业和医疗机构应当遵守国务院药品价格主管部门关于药品价格管理的规定，制定和标明药品零售价格，禁止暴利、价格垄断和价格欺诈等行为。

第八十六条　药品上市许可持有人、药品生产企业、药品经营企业和医疗机构应当依法向药品价格主管部门提供其药品的实际购销价格和购销数量等资料。

第八十七条　医疗机构应当向患者提供所用药品的价格清单，按照规定如实公布其常用药品的价格，加强合理用药管理。具体办法由国务院卫生健康主管部门制定。

第八十八条　禁止药品上市许可持有人、药品生产企业、药品经营企业和医疗机构在药品购销中给予、收受回扣或者其他不正当利益。

禁止药品上市许可持有人、药品生产企业、药品经营企业或者代理人以任何名义给予使用其药品的医疗机构的负责人、药品采购人员、医师、药师等有关人员财物或者其他不正当利益。禁止医疗机构的负责人、药品采购人员、医师、药师等有关人员以任何名义收受药品上市许可持有人、药品生产企业、药品经营企业或者代理人给予的财物或者其他不正当利益。

第八十九条 药品广告应当经广告主所在地省、自治区、直辖市人民政府确定的广告审查机关批准；未经批准的，不得发布。

第九十条 药品广告的内容应当真实、合法，以国务院药品监督管理部门核准的药品说明书为准，不得含有虚假的内容。

药品广告不得含有表示功效、安全性的断言或者保证；不得利用国家机关、科研单位、学术机构、行业协会或者专家、学者、医师、药师、患者等的名义或者形象作推荐、证明。

非药品广告不得有涉及药品的宣传。

第九十一条 药品价格和广告，本法未作规定的，适用《中华人民共和国价格法》、《中华人民共和国反垄断法》、《中华人民共和国反不正当竞争法》、《中华人民共和国广告法》等的规定。

第九章 药品储备和供应

第九十二条 国家实行药品储备制度，建立中央和地方两级药品储备。

发生重大灾情、疫情或者其他突发事件时，依照《中华人民共和国突发事件应对法》的规定，可以紧急调用药品。

第九十三条 国家实行基本药物制度，遴选适当数量的基本药物品种，加强组织生产和储备，提高基本药物的供给能力，满足疾病防治基本用药需求。

第九十四条 国家建立药品供求监测体系，及时收集和汇总分析短缺药品供求信息，对短缺药品实行预警，采取应对措施。

第九十五条 国家实行短缺药品清单管理制度。具体办法由国务院卫生健康主管部门会同国务院药品监督管理部门等部门制定。

药品上市许可持有人停止生产短缺药品的，应当按照规定向国务院药品监督管理部门或者省、自治区、直辖市人民政府药品监督管理部门报告。

第九十六条 国家鼓励短缺药品的研制和生产，对临床急需的短缺药品、防治重大传染病和罕见病等疾病的新药予以优先审评审批。

第九十七条 对短缺药品，国务院可以限制或者禁止出口。必要时，国务院有关部门可以采取组织生产、价格干预和扩大进口等措施，保障药品供应。

药品上市许可持有人、药品生产企业、药品经营企业应当按照规定保障药品的生产和供应。

第十章　监督管理

第九十八条　禁止生产（包括配制，下同）、销售、使用假药、劣药。

有下列情形之一的，为假药：

（一）药品所含成份与国家药品标准规定的成份不符；

（二）以非药品冒充药品或者以他种药品冒充此种药品；

（三）变质的药品；

（四）药品所标明的适应症或者功能主治超出规定范围。

有下列情形之一的，为劣药：

（一）药品成份的含量不符合国家药品标准；

（二）被污染的药品；

（三）未标明或者更改有效期的药品；

（四）未注明或者更改产品批号的药品；

（五）超过有效期的药品；

（六）擅自添加防腐剂、辅料的药品；

（七）其他不符合药品标准的药品。

禁止未取得药品批准证明文件生产、进口药品；禁止使用未按照规定审评、审批的原料药、包装材料和容器生产药品。

第九十九条　药品监督管理部门应当依照法律、法规的规定对药品研制、生产、经营和药品使用单位使用药品等活动进行监督检查，必要时可以对为药品研制、生产、经营、使用提供产品或者服务的单位和个人进行延伸检查，有关单位和个人应当予以配合，不得拒绝和隐瞒。

药品监督管理部门应当对高风险的药品实施重点监督检查。

对有证据证明可能存在安全隐患的，药品监督管理部门根据监督检查情况，应当采取告诫、约谈、限期整改以及暂停生产、销售、使用、进口等措施，并及时公布检查处理结果。

药品监督管理部门进行监督检查时，应当出示证明文件，对监督检查中知悉的商业秘密应当保密。

第一百条　药品监督管理部门根据监督管理的需要，可以对药品质量进行抽查检验。抽查检验应当按照规定抽样，并不得收取任何费用；抽样应当购买样品。所需费用按照国务院规定列支。

对有证据证明可能危害人体健康的药品及其有关材料，药品监督管理部门可以查封、扣押，并在七日内作出行政处理决定；药品需要检验的，应当自检验报告书发出之日起十五日内作出行政处理决定。

第一百零一条　国务院和省、自治区、直辖市人民政府的药品监督管理部门应当定期公告药品质量抽查检验结果；公告不当的，应当在原公告范围内予以更正。

第一百零二条 当事人对药品检验结果有异议的，可以自收到药品检验结果之日起七日内向原药品检验机构或者上一级药品监督管理部门设置或者指定的药品检验机构申请复验，也可以直接向国务院药品监督管理部门设置或者指定的药品检验机构申请复验。受理复验的药品检验机构应当在国务院药品监督管理部门规定的时间内作出复验结论。

第一百零三条 药品监督管理部门应当对药品上市许可持有人、药品生产企业、药品经营企业和药物非临床安全性评价研究机构、药物临床试验机构等遵守药品生产质量管理规范、药品经营质量管理规范、药物非临床研究质量管理规范、药物临床试验质量管理规范等情况进行检查，监督其持续符合法定要求。

第一百零四条 国家建立职业化、专业化药品检查员队伍。检查员应当熟悉药品法律法规，具备药品专业知识。

第一百零五条 药品监督管理部门建立药品上市许可持有人、药品生产企业、药品经营企业、药物非临床安全性评价研究机构、药物临床试验机构和医疗机构药品安全信用档案，记录许可颁发、日常监督检查结果、违法行为查处等情况，依法向社会公布并及时更新；对有不良信用记录的，增加监督检查频次，并可以按照国家规定实施联合惩戒。

第一百零六条 药品监督管理部门应当公布本部门的电子邮件地址、电话，接受咨询、投诉、举报，并依法及时答复、核实、处理。对查证属实的举报，按照有关规定给予举报人奖励。

药品监督管理部门应当对举报人的信息予以保密，保护举报人的合法权益。举报人举报所在单位的，该单位不得以解除、变更劳动合同或者其他方式对举报人进行打击报复。

第一百零七条 国家实行药品安全信息统一公布制度。国家药品安全总体情况、药品安全风险警示信息、重大药品安全事件及其调查处理信息和国务院确定需要统一公布的其他信息由国务院药品监督管理部门统一公布。药品安全风险警示信息和重大药品安全事件及其调查处理信息的影响限于特定区域的，也可以由有关省、自治区、直辖市人民政府药品监督管理部门公布。未经授权不得发布上述信息。

公布药品安全信息，应当及时、准确、全面，并进行必要的说明，避免误导。

任何单位和个人不得编造、散布虚假药品安全信息。

第一百零八条 县级以上人民政府应当制定药品安全事件应急预案。药品上市许可持有人、药品生产企业、药品经营企业和医疗机构等应当制定本单位的药品安全事件处置方案，并组织开展培训和应急演练。

发生药品安全事件，县级以上人民政府应当按照应急预案立即组织开展应对工作；有关单位应当立即采取有效措施进行处置，防止危害扩大。

第一百零九条 药品监督管理部门未及时发现药品安全系统性风险，未及时消除监督管理区域内药品安全隐患的，本级人民政府或者上级人民政府药品监督管理部门应当对其主要负责人进行约谈。

地方人民政府未履行药品安全职责，未及时消除区域性重大药品安全隐患的，上级人民政府或者上级人民政府药品监督管理部门应当对其主要负责人进行约谈。

被约谈的部门和地方人民政府应当立即采取措施，对药品监督管理工作进行整改。

约谈情况和整改情况应当纳入有关部门和地方人民政府药品监督管理工作评议、考核记录。

第一百一十条 地方人民政府及其药品监督管理部门不得以要求实施药品检验、审批等手段限制或者排斥非本地区药品上市许可持有人、药品生产企业生产的药品进入本地区。

第一百一十一条 药品监督管理部门及其设置或者指定的药品专业技术机构不得参与药品生产经营活动，不得以其名义推荐或者监制、监销药品。

药品监督管理部门及其设置或者指定的药品专业技术机构的工作人员不得参与药品生产经营活动。

第一百一十二条　国务院对麻醉药品、精神药品、医疗用毒性药品、放射性药品、药品类易制毒化学品等有其他特殊管理规定的，依照其规定。

第一百一十三条　药品监督管理部门发现药品违法行为涉嫌犯罪的，应当及时将案件移送公安机关。

对依法不需要追究刑事责任或者免予刑事处罚，但应当追究行政责任的，公安机关、人民检察院、人民法院应当及时将案件移送药品监督管理部门。

公安机关、人民检察院、人民法院商请药品监督管理部门、生态环境主管部门等部门提供检验结论、认定意见以及对涉案药品进行无害化处理等协助的，有关部门应当及时提供，予以协助。

第十一章　法律责任

第一百一十四条　违反本法规定，构成犯罪的，依法追究刑事责任。

第一百一十五条　未取得药品生产许可证、药品经营许可证或者医疗机构制剂许可证生产、销售药品的，责令关闭，没收违法生产、销售的药品和违法所得，并处违法生产、销售的药品（包括已售出和未售出的药品，下同）货值金额十五倍以上三十倍以下的罚款；货值金额不足十万元的，按十万元计算。

第一百一十六条 生产、销售假药的，没收违法生产、销售的药品和违法所得，责令停产停业整顿，吊销药品批准证明文件，并处违法生产、销售的药品货值金额十五倍以上三十倍以下的罚款；货值金额不足十万元的，按十万元计算；情节严重的，吊销药品生产许可证、药品经营许可证或者医疗机构制剂许可证，十年内不受理其相应申请；药品上市许可持有人为境外企业的，十年内禁止其药品进口。

第一百一十七条 生产、销售劣药的，没收违法生产、销售的药品和违法所得，并处违法生产、销售的药品货值金额十倍以上二十倍以下的罚款；违法生产、批发的药品货值金额不足十万元的，按十万元计算，违法零售的药品货值金额不足一万元的，按一万元计算；情节严重的，责令停产停业整顿直至吊销药品批准证明文件、药品生产许可证、药品经营许可证或者医疗机构制剂许可证。

生产、销售的中药饮片不符合药品标准，尚不影响安全性、有效性的，责令限期改正，给予警告；可以处十万元以上五十万元以下的罚款。

第一百一十八条 生产、销售假药，或者生产、销售劣药且情节严重的，对法定代表人、主要负责人、直接负责的主管人员和其他责任人员，没收违法行为发生期间自本单位所获收入，并处所获收入百分之三十以上三倍以下的罚款，终身禁止从事药品生产经营活动，并可以由公安机关处五日以上十五日以下的拘留。

对生产者专门用于生产假药、劣药的原料、辅料、包装材料、生产设备予以没收。

第一百一十九条 药品使用单位使用假药、劣药的，按照销售假药、零售劣药的规定处罚；情节严重的，法定代表人、主要负责人、直接负责的主管人员和其他责任人员有医疗卫生人员执业证书的，还应当吊销执业证书。

第一百二十条 知道或者应当知道属于假药、劣药或者本法第一百二十四条第一款第一项至第五项规定的药品，而为其提供储存、运输等便利条件的，没收全部储存、运输收入，并处违法收入一倍以上五倍以下的罚款；情节严重的，并处违法收入五倍以上十五倍以下的罚款；违法收入不足五万元的，按五万元计算。

第一百二十一条 对假药、劣药的处罚决定，应当依法载明药品检验机构的质量检验结论。

第一百二十二条 伪造、变造、出租、出借、非法买卖许可证或者药品批准证明文件的，没收违法所得，并处违法所得一倍以上五倍以下的罚款；情节严重的，并处违法所得五倍以上十五倍以下的罚款，吊销药品生产许可证、药品经营许可证、医疗机构制剂许可证或者药品批准证明文件，对法定代表人、主要负责人、直接负责的主管人员和其他责任人员，处二万元以上二十万元以下的罚款，十年内禁止从事药品生产经营活动，并可以由公安机关处五日以上十五日以下的拘留；违法所得不足十万元的，按十万元计算。

第一百二十三条 提供虚假的证明、数据、资料、样品或者采取其他手段骗取临床试验许可、药品生产许可、药品经营许可、医疗机构制剂许可或者药品注册等许可的，撤销相关许可，十年内不受理其相应申请，并处五十万元以上五百万元以下的罚款；情节严重的，对法定代表人、主要负责人、直接负责的主管人员和其他责任人员，处二万元以上二十万元以下的罚款，十年内禁止从事药品生产经营活动，并可以由公安机关处五日以上十五日以下的拘留。

第一百二十四条 违反本法规定，有下列行为之一的，没收违法生产、进口、销售的药品和违法所得以及专门用于违法生产的原料、辅料、包装材料和生产设备，责令停产停业整顿，并处违法生产、进口、销售的药品货值金额十五倍以上三十倍以下的罚款；货值金额不足十万元的，按十万元计算；情节严重的，吊销药品批准证明文件直至吊销药品生产许可证、药品经营许可证或者医疗机构制剂许可证，对法定代表人、主要负责人、直接负责的主管人员和其他责任人员，没收违法行为发生期间自本单位所获收入，并处所获收入百分之三十以上三倍以下的罚款，十年直至终身禁止从事药品生产经营活动，并可以由公安机关处五日以上十五日以下的拘留：

（一）未取得药品批准证明文件生产、进口药品；

（二）使用采取欺骗手段取得的药品批准证明文件生产、进口药品；

（三）使用未经审评审批的原料药生产药品；

（四）应当检验而未经检验即销售药品；

（五）生产、销售国务院药品监督管理部门禁止使用的药品；

（六）编造生产、检验记录；

（七）未经批准在药品生产过程中进行重大变更。

销售前款第一项至第三项规定的药品，或者药品使用单位使用前款第一项至第五项规定的药品的，依照前款规定处罚；情节严重的，药品使用单位的法定代表人、主要负责人、直接负责的主管人员和其他责任人员有医疗卫生人员执业证书的，还应当吊销执业证书。

未经批准进口少量境外已合法上市的药品，情节较轻的，可以依法减轻或者免予处罚。

第一百二十五条 违反本法规定，有下列行为之一的，没收违法生产、销售的药品和违法所得以及包装材料、容器，责令停产停业整顿，并处五十万元以上五百万元以下的罚款；情节严重的，吊销药品批准证明文件、药品生产许可证、药品经营许可证，对法定代表人、主要负责人、直接负责的主管人员和其他责任人员处二万元以上二十万元以下的罚款，十年直至终身禁止从事药品生产经营活动：

（一）未经批准开展药物临床试验；

（二）使用未经审评的直接接触药品的包装材料或者容器生产药品，或者销售该类药品；

（三）使用未经核准的标签、说明书。

第一百二十六条 除本法另有规定的情形外，药品上市许可持有人、药品生产企业、药品经营企业、药物非临床安全性评价研究机构、药物临床试验机构等未遵守药品生产质量管理规范、药品经营质量管理规范、药物非临床研究质量管理规范、药物临床试验质量管理规范等的，责令限期改正，给予警告；逾期不改正的，处十万元以上五十万元以下的罚款；情节严重的，处五十万元以上二百万元以下的罚款，责令停产停业整顿直至吊销药品批准证明文件、药品生产许可证、药品经营许可证等，药物非临床安全性评价研究机构、药物临床试验机构等五年内不得开展药物非临床安全性评价研究、药物临床试验，对法定代表人、主要负责人、直接负责的主管人员和其他责任人员，没收违法行为发生期间自本单位所获收入，并处所获收入百分之十以上百分之五十以下的罚款，十年直至终身禁止从事药品生产经营等活动。

第一百二十七条 违反本法规定，有下列行为之一的，责令限期改正，给予警告；逾期不改正的，处十万元以上五十万元以下的罚款：

（一）开展生物等效性试验未备案；

（二）药物临床试验期间，发现存在安全性问题或者其他风险，临床试验申办者未及时调整临床试验方案、暂停或者终止临床试验，或者未向国务院药品监督管理部门报告；

（三）未按照规定建立并实施药品追溯制度；

（四）未按照规定提交年度报告；

（五）未按照规定对药品生产过程中的变更进行备案或者报告；

（六）未制定药品上市后风险管理计划；

（七）未按照规定开展药品上市后研究或者上市后评价。

第一百二十八条 除依法应当按照假药、劣药处罚的外，药品包装未按照规定印有、贴有标签或者附有说明书，标签、说明书未按照规定注明相关信息或者印有规定标志的，责令改正，给予警告；情节严重的，吊销药品注册证书。

第一百二十九条 违反本法规定，药品上市许可持有人、药品生产企业、药品经营企业或者医疗机构未从药品上市许可持有人或者具有药品生产、经营资格的企业购进药品的，责令改正，没收违法购进的药品和违法所得，并处违法购进药品货值金额二倍以上十倍以下的罚款；情节严重的，并处货值金额十倍以上三十倍以下的罚款，吊销药品批准证明文件、药品生产许可证、药品经营许可证或者医疗机构执业许可证；货值金额不足五万元的，按五万元计算。

第一百三十条　违反本法规定，药品经营企业购销药品未按照规定进行记录，零售药品未正确说明用法、用量等事项，或者未按照规定调配处方的，责令改正，给予警告；情节严重的，吊销药品经营许可证。

第一百三十一条　违反本法规定，药品网络交易第三方平台提供者未履行资质审核、报告、停止提供网络交易平台服务等义务的，责令改正，没收违法所得，并处二十万元以上二百万元以下的罚款；情节严重的，责令停业整顿，并处二百万元以上五百万元以下的罚款。

第一百三十二条　进口已获得药品注册证书的药品，未按照规定向允许药品进口的口岸所在地药品监督管理部门备案的，责令限期改正，给予警告；逾期不改正的，吊销药品注册证书。

第一百三十三条　违反本法规定，医疗机构将其配制的制剂在市场上销售的，责令改正，没收违法销售的制剂和违法所得，并处违法销售制剂货值金额二倍以上五倍以下的罚款；情节严重的，并处货值金额五倍以上十五倍以下的罚款；货值金额不足五万元的，按五万元计算。

第一百三十四条　药品上市许可持有人未按照规定开展药品不良反应监测或者报告疑似药品不良反应的，责令限期改正，给予警告；逾期不改正的，责令停产停业整顿，并处十万元以上一百万元以下的罚款。

药品经营企业未按照规定报告疑似药品不良反应的，责令限期改正，给予警告；逾期不改正的，责令停产停业整顿，并处五万元以上五十万元以下的罚款。

医疗机构未按照规定报告疑似药品不良反应的，责令限期改正，给予警告；逾期不改正的，处五万元以上五十万元以下的罚款。

第一百三十五条 药品上市许可持有人在省、自治区、直辖市人民政府药品监督管理部门责令其召回后，拒不召回的，处应召回药品货值金额五倍以上十倍以下的罚款；货值金额不足十万元的，按十万元计算；情节严重的，吊销药品批准证明文件、药品生产许可证、药品经营许可证，对法定代表人、主要负责人、直接负责的主管人员和其他责任人员，处二万元以上二十万元以下的罚款。药品生产企业、药品经营企业、医疗机构拒不配合召回的，处十万元以上五十万元以下的罚款。

第一百三十六条 药品上市许可持有人为境外企业的，其指定的在中国境内的企业法人未依照本法规定履行相关义务的，适用本法有关药品上市许可持有人法律责任的规定。

第一百三十七条 有下列行为之一的，在本法规定的处罚幅度内从重处罚：

（一）以麻醉药品、精神药品、医疗用毒性药品、放射性药品、药品类易制毒化学品冒充其他药品，或者以其他药品冒充上述药品；

（二）生产、销售以孕产妇、儿童为主要使用对象的假药、劣药；

（三）生产、销售的生物制品属于假药、劣药；

（四）生产、销售假药、劣药，造成人身伤害后果；

（五）生产、销售假药、劣药，经处理后再犯；

（六）拒绝、逃避监督检查，伪造、销毁、隐匿有关证据材料，或者擅自动用查封、扣押物品。

第一百三十八条 药品检验机构出具虚假检验报告的，责令改正，给予警告，对单位并处二十万元以上一百万元以下的罚款；对直接负责的主管人员和其他直接责任人员依法给予降级、撤职、开除处分，没收违法所得，并处五万元以下的罚款；情节严重的，撤销其检验资格。药品检验机构出具的检验结果不实，造成损失的，应当承担相应的赔偿责任。

第一百三十九条 本法第一百一十五条至第一百三十八条规定的行政处罚，由县级以上人民政府药品监督管理部门按照职责分工决定；撤销许可、吊销许可证件的，由原批准、发证的部门决定。

第一百四十条 药品上市许可持有人、药品生产企业、药品经营企业或者医疗机构违反本法规定聘用人员的，由药品监督管理部门或者卫生健康主管部门责令解聘，处五万元以上二十万元以下的罚款。

第一百四十一条 药品上市许可持有人、药品生产企业、药品经营企业或者医疗机构在药品购销中给予、收受回扣或者其他不正当利益的，药品上市许可持有人、药品生产企业、药品经营企业或者代理人给予使用其药品的医疗机构的负责人、药品采购人员、医师、药师等有关人员财物或者其他不正当利益的，由市场监督管理部门没收违法所得，并处三十万元以上三百万元以下的罚款；情节严重的，吊销药品上市许可持有人、药品生产企业、药品经营企业营业执照，并由药品监督管理部门吊销药品批准证明文件、药品生产许可证、药品经营许可证。

药品上市许可持有人、药品生产企业、药品经营企业在药品研制、生产、经营中向国家工作人员行贿的，对法定代表人、主要负责人、直接负责的主管人员和其他责任人员终身禁止从事药品生产经营活动。

第一百四十二条 药品上市许可持有人、药品生产企业、药品经营企业的负责人、采购人员等有关人员在药品购销中收受其他药品上市许可持有人、药品生产企业、药品经营企业或者代理人给予的财物或者其他不正当利益的，没收违法所得，依法给予处罚；情节严重的，五年内禁止从事药品生产经营活动。

医疗机构的负责人、药品采购人员、医师、药师等有关人员收受药品上市许可持有人、药品生产企业、药品经营企业或者代理人给予的财物或者其他不正当利益的，由卫生健康主管部门或者本单位给予处分，没收违法所得；情节严重的，还应当吊销其执业证书。

第一百四十三条 违反本法规定，编造、散布虚假药品安全信息，构成违反治安管理行为的，由公安机关依法给予治安管理处罚。

第一百四十四条 药品上市许可持有人、药品生产企业、药品经营企业或者医疗机构违反本法规定，给用药者造成损害的，依法承担赔偿责任。

因药品质量问题受到损害的，受害人可以向药品上市许可持有人、药品生产企业请求赔偿损失，也可以向药品经营企业、医疗机构请求赔偿损失。接到受害人赔偿请求的，应当实行首负责任制，先行赔付；先行赔付后，可以依法追偿。

生产假药、劣药或者明知是假药、劣药仍然销售、使用的，受害人或者其近亲属除请求赔偿损失外，还可以请求支付价款十倍或者损失三倍的赔偿金；增加赔偿的金额不足一千元的，为一千元。

第一百四十五条 药品监督管理部门或者其设置、指定的药品专业技术机构参与药品生产经营活动的，由其上级主管机关责令改正，没收违法收入；情节严重的，对直接负责的主管人员和其他直接责任人员依法给予处分。

药品监督管理部门或者其设置、指定的药品专业技术机构的工作人员参与药品生产经营活动的，依法给予处分。

第一百四十六条　药品监督管理部门或者其设置、指定的药品检验机构在药品监督检验中违法收取检验费用的，由政府有关部门责令退还，对直接负责的主管人员和其他直接责任人员依法给予处分；情节严重的，撤销其检验资格。

第一百四十七条　违反本法规定，药品监督管理部门有下列行为之一的，应当撤销相关许可，对直接负责的主管人员和其他直接责任人员依法给予处分：

（一）不符合条件而批准进行药物临床试验；

（二）对不符合条件的药品颁发药品注册证书；

（三）对不符合条件的单位颁发药品生产许可证、药品经营许可证或者医疗机构制剂许可证。

第一百四十八条　违反本法规定，县级以上地方人民政府有下列行为之一的，对直接负责的主管人员和其他直接责任人员给予记过或者记大过处分；情节严重的，给予降级、撤职或者开除处分：

（一）瞒报、谎报、缓报、漏报药品安全事件；

（二）未及时消除区域性重大药品安全隐患，造成本行政区域内发生特别重大药品安全事件，或者连续发生重大药品安全事件；

（三）履行职责不力，造成严重不良影响或者重大损失。

第一百四十九条　违反本法规定，药品监督管理等部门有下列行为之一的，对直接负责的主管人员和其他直接责任人员给予记过或者记大过处分；情节较重的，给予降级或者撤职处分；情节严重的，给予开除处分：

（一）瞒报、谎报、缓报、漏报药品安全事件；

（二）对发现的药品安全违法行为未及时查处；

（三）未及时发现药品安全系统性风险，或者未及时消除监督管理区域内药品安全隐患，造成严重影响；

（四）其他不履行药品监督管理职责，造成严重不良影响或者重大损失。

第一百五十条　药品监督管理人员滥用职权、徇私舞弊、玩忽职守的，依法给予处分。

查处假药、劣药违法行为有失职、渎职行为的，对药品监督管理部门直接负责的主管人员和其他直接责任人员依法从重给予处分。

第一百五十一条　本章规定的货值金额以违法生产、销售药品的标价计算；没有标价的，按照同类药品的市场价格计算。

第十二章　附　　则

第一百五十二条　中药材种植、采集和饲养的管理，依照有关法律、法规的规定执行。

第一百五十三条　地区性民间习用药材的管理办法，由国务院药品监督管理部门会同国务院中医药主管部门制定。

第一百五十四条　中国人民解放军和中国人民武装警察部队执行本法的具体办法，由国务院、中央军事委员会依据本法制定。

第一百五十五条　本法自 2019 年 12 月 1 日起施行。

图书在版编目（CIP）数据

医药领域廉洁教育案例读本/《医药领域廉洁教育案例读本》编写组编写 . —北京：中国方正出版社，2023.8

ISBN 978-7-5174-1242-7

Ⅰ.①医… Ⅱ.①医… Ⅲ.①医疗保健事业—中国—干部教育—学习参考资料 Ⅳ.①R199.2

中国国家版本馆 CIP 数据核字（2023）第 171357 号

医药领域廉洁教育案例读本

YIYAO LINGYU LIANJIE JIAOYU ANLI DUBEN

本书编写组 **编写**

责任编辑：杨　睿
责任校对：周志娟
责任印制：李惠君

出版发行　中国方正出版社

　　　　　　（北京市西城区广安门南街甲 2 号　　邮编：100053）

　　　　　　编辑部：（010）59594619　　出版部：（010）59594625

　　　　　　发行部：（010）66560933　　门市部：（010）66562755

　　　　　　网址：www. lianzheng. com. cn

经　销　新华书店

印　刷　北京新华印刷有限公司

开　本：787 毫米×1092 毫米　1/16
印　张：19.25
字　数：177 千字
版　次：2023 年 9 月第 1 版　2024 年 4 月北京第 4 次印刷

（版权所有　侵权必究）

ISBN 978-7-5174-1242-7　　　　　　　　　定价：48.00 元

（本书如有印装质量问题，请与本社发行部联系退换）